约700幅照片和插图一目了然！

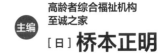

安全·易懂

图解家庭照护与康复指南

高龄者综合福祉机构
至诚之家
主编 [日] 桥本正明

译者 郭曙光

青岛出版集团 | 青岛出版社

前　言

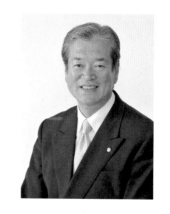

至诚之家

桥本正明

现在很多国家已进入超级老龄社会。生活中我们很多人面临家庭照护和康复问题，年迈的父母，挚爱的配偶，甚至还有自己……虽然情况各不相同，但都要面对这一严峻的现实。

老年人照护是一条不知何时结束的道路。其间，有开心、难过、悔恨、懊恼，有时甚至会让人痛哭流涕，身心俱疲。

常听到从事照护工作的人员说："这些都是分内的工作，理应尽心做好。""从家人感谢的话语，老人不经意的笑容，以及时常能听到的亲切话语中，意识到这项工作的重要性和价值。"

照护工作虽然耗费精力，但同时也给人生带来莫大的喜悦。这是因为无论是照护者，还是受照护者，都在努力地向对方证明自己在积极生活。

开始照护之际，无论照护者还是受照护者都要掌握避免无谓消耗对方精力的"最佳方法"。这是一种诀窍，也是从理论和实践经验中总结出来的真知灼见。

我希望照护者和受照护者都来阅读这本书的内容，从中掌握实用易操作的方法，把辛苦的照护工作变得轻松快乐。

希望这本书能对致力于家庭照护和康复工作的您有所帮助。

※ 除特别标注外，本书中采用的资料截至2014年11月1日。

目录

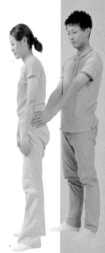

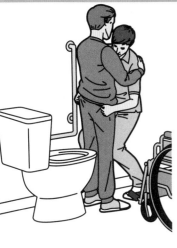

PART **5** 紧急情况的处置和健康管理

PART **6** 衰老和疾病

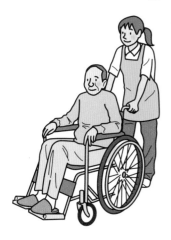

本书的使用方法

本书以通俗易懂的文字，配以照片、插图，详细介绍了家庭照护与康复的基础知识和操作技术，以及各环节应注意的事项。本书内容科学实用，可操作性强，对促进医养服务技术的专业化开展有较大的参考价值。

需要指出的是，中日国情、文化与生活习惯存在差异，因此本书仅供参考，请读者在使用本书时务必结合实际情况，必要时向专业机构或专业人士咨询。

A 简明扼要地介绍可操作性强的照护方法。

B 详细解说读者特别关注的照护要点和注意事项。

C 细节之处加以放大，更加直观。

D 用贴心的语言介绍沟通技巧。

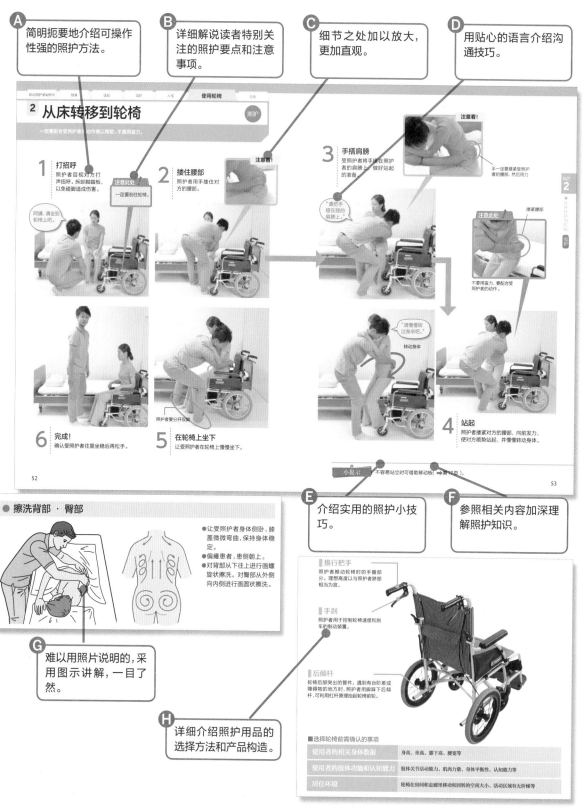

E 介绍实用的照护小技巧。

F 参照相关内容加深理解照护知识。

G 难以用照片说明的，采用图示讲解，一目了然。

H 详细介绍照护用品的选择方法和产品构造。

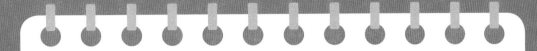

PART

1

照护的基本原则

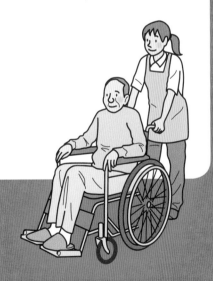

让彼此感到幸福的照护

照护工作常常24小时不间断，涉及日常生活的方方面面。无论是从事照护工作的人，还是受照护的人，为了让彼此都能轻松愉快，掌握正确的照护方法至关重要。

1 照护要做到"慎出援手，眼不离身"

很多人一想到要照顾家人，就会不由自主地想为他们做所有的事。但对有些费时费力的麻烦事，有时就容易失去耐心，草草做完了事。

如果一味按照受照护者本人的要求去做，不仅会增加照护者的负担，还会忽视受照护者本人尚具备的能力。

首先，要仔细搞清楚受照护者本人"能做什么""不能做什么"，这是很重要的。只要知道某一行为中哪一部分是做不到的，就可以在这一点上给予帮助。即使是排泄的问题，也不要因为担心受

照护者来不及上厕所就马上考虑使用纸尿裤，而是要考虑哪个动作做不好会导致其如厕困难。这样一来，只需帮助受照护者完成其做不到的动作，就能顺利如厕。

"让他们做自己能做的事"。这关系到受照护者本人能力的维持和机能的提高。受照护者自主性的行为可以减轻照护者的负担。

2 了解生活模式

每个人都有各自的生活模式。受照护的人也有自己的生活习惯，如果能了解他们的行为模式，受照护者与照护者的关系就会变得融洽，双方都会心情愉快。

例如，在排便习惯上，有的人进餐后一定要上厕所，也有的人一般2~3天排便一次。每个人都有自己特有的生活模式，涉及进餐、睡觉、洗澡、穿衣等生活的方方面面。

这样的生活模式，只要持续观察几天，就能慢慢搞清楚。如果家中有人在未来的日子里可能需要

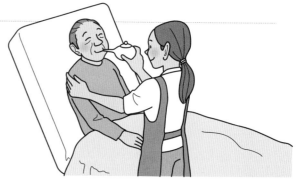

照护，那么就从现在起留心观察其平时的生活情况吧。

3 照护要从"营造环境"开始

无论是住惯了的房子，还是用惯了的东西，对于受照护者来说，使用起来会得心应手。因此有必要营造一个既方便受照护者本人生活，又便于照护者看护的环境。

如果不能改建的话，只要在现有的设施上稍微改装一下就足够了。比如安装扶手、拆除阶梯、安放护理床等。如前所述，每个人都有自己的生活模式，所以要确认受照护者本人能做什么，希望做什

么，然后慎重地进行。

另外，轮椅、步行器、便携式厕所、尿裤等帮助受照护者本人自理、减轻照护者负担的便利护理用品的种类也很丰富，应该充分加以利用。

4 不要一个人承担

即使是现在，也有人会因为"把家人托付给别人照护"而产生负罪感。为自己年迈的父母养老送终的故事常被传为美谈。

其结果是，不依赖任何人，一个人单枪匹马包揽巨细，最终导致身心俱疲，这对受照护的人来说，也是不幸的。

居家照护很辛苦，一个人承担的话精力和能力是有限的。另外，如果不是专业人士，自然会时常遇到这样或那样的困惑。没必要追求完美。

在照护中，身体上的护理也可以寻求他人帮助。为了能让受照护的人满意，可以和其他家人或亲戚商量，把一部分事情交给他们来做，或者利用公益服务也不失良策。不要一个人单打独斗，依赖别人很重要。这样照护的人能做事从容，受照护的人也能情绪稳定。

5 找专家咨询

如果需要居家照护，可以到家庭照护机构或附近的社区服务中心向专家咨询。

另外，在实际照护中，在与医疗、养老等相关机构合作时，需要在家庭成员中确定专人负责联系。

以联系人为主，尽可能让更多的人齐心协力，分工合作，不要让一个人承受过多的负担，这一点至关重要。

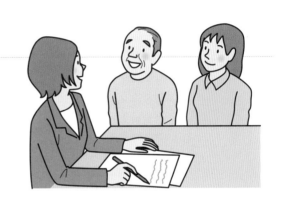

6 目标只为"让彼此感到幸福"

在照护工作中，没有"做到这一步就可以"之类的目标。因为可能暂时看不到未来，所以随着照

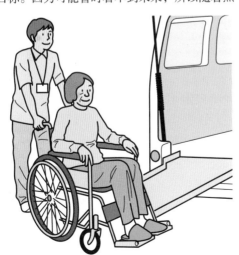

护工作的长期化，照护者的压力会越来越大。此外，也有不少照护者因为采取了不合适的姿势或持续保持同一姿势而产生肩膀酸痛、头痛、腰痛等身体问题。

精神状态的不佳、身体上的不适，天长日久，可能会引发"照护抑郁症"。如果觉得每天的生活枯燥乏味，甚至有些心烦意乱，就要找专家咨询，或者短期休息，给自己留出时间放松身心，缓解压力，重新振作起来。

要想长期坚持照护，照护者自身要保持良好的身心状态，这是非常重要的。

1 照护用品的种类和用途

照护用品是帮助需要照护的人可以自己照料日常生活，减轻照护者负担的工具。
了解它的种类和用途，并正确使用十分重要。

照护级别和步行的自理度		必要的帮助	起居用品【床】	活动用品【防止发生跌倒而引起骨折等】
需辅助（1~2）	能步行的人	●必要时外出陪同和携带物品 ●大小便失禁时的应对 ●帮助更衣	●装有扶手的床 ＊根据需要可以加铺床垫	●拐杖
需照护1 需照护2	步行困难的人	【部分照护】 ●陪同外出 ●步行时的帮助 ●必要时使用轮椅 ●帮助沐浴 ●帮助更衣 ●必要时帮助如厕 ●帮助洗脸、洗手等	●装有扶手或护栏的床 装有扶手的床	●拐杖、步行器、步行车 ＊必要时可使用轮椅 步行器
需照护3 需照护4	几乎不能步行的人	【接近全面护理】 ●帮助更衣 ●帮助进餐 ●帮助使用轮椅 ●帮助使用便携式厕所 ●帮助如厕 ●帮助沐浴 ●预防褥疮	●装有扶手和护栏的多功能电动式可调节护理床，具备抬背和抬膝功能 多功能电动式可调节护理床	●轮椅 ＊根据情况也可使用步行器 电动轮椅
需照护5	卧床不起的人	【全面护理】 ●变换体位、预防褥疮 ●帮助进餐 ●帮助更衣 ●帮助如厕 ●帮助擦浴、沐浴 ●帮助使用轮椅	＊可与防褥疮气垫并用	手推轮椅

如厕用品
【 坐便器 】

- ●坐便器

- ●坐便器
- ●辅助栏杆

＊必要时可帮助如厕

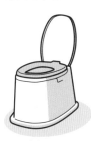

坐便器

- ●便携式厕所

＊有时需要升降式坐便器
＊需要帮助如厕

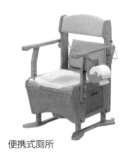

便携式厕所

- ●使用尿壶和便盆

＊需要帮助排泄

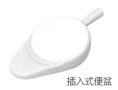

插入式便盆

沐浴用品
【 防止滑倒和减低台阶差 】

- ●扶手、脚踏板

- ●沐浴凳椅

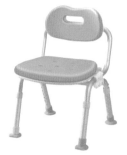

沐浴椅

- ●浴室用升降器

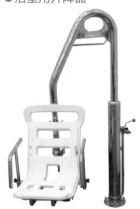

浴室用升降器

＊沐浴困难时帮助擦浴
＊有时需浴室用轮椅

餐具

- ●连体筷子
- ●带圆形手柄的叉勺
- ●特制叉勺
- ●餐具防滑垫

＊在床上进餐时使用床上
　餐桌

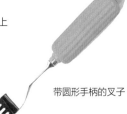
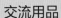

带圆形手柄的叉子

交流用品

- ●助听器
- ●放大镜、读书机
- ●传感器、蜂鸣器等呼叫、警报设备

＊针对老年认知障碍患者
　走失或其他紧急情况使
　用的联络及定位设备

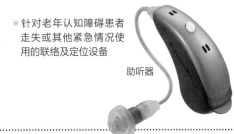

助听器

衣物

- ●纽扣和拉链有特殊设计的睡衣
- ●乘坐轮椅时专用的防寒服和雨衣
- ●保护头部的帽子
- ●保温袜子
- ●减轻腰腿部负担的鞋子

＊要考虑方便穿脱和受照护者的喜好
＊可将现有服装改制使用

2 护理床的选择与使用

护理床一般指床面可升降调节的"多功能电动式可调节护理床"，购买时应仔细了解其基本的构造和功能，选择既舒适又方便照护的床。

护理床的构造
（多功能电动式可调节护理床）

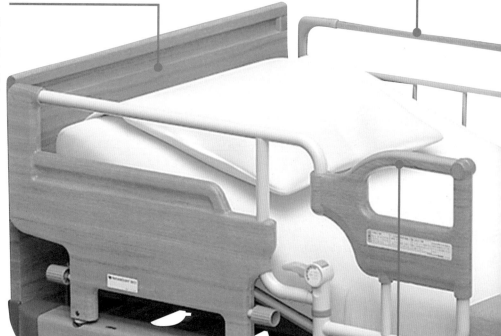

护栏
可防止人从床上跌落或寝具掉落。还可以辅助翻身或从端坐位（坐在床边的状态）起身。

床头板
床头板是安装在床头部一侧的木板。也可辅助步行。设有凹槽，可放置小件物品。最好选择床头板和床尾板可以互换的款式。

侧板
可以固定护杆和扶手。

扶手
辅助从床上起身或从端坐位站起来。比护栏略粗，容易把握。

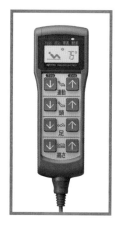

电动控制器
电动控制器是操纵床面升降的遥控器。为了方便老年人使用，显示屏和按钮一般都比较大。通常置于床头板凹槽等使用者随手可及处。

基架
支撑整个床体的部分。

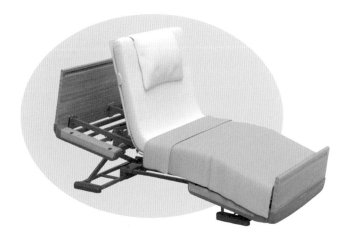

具备抬背与抬膝功能是多功能电动式可调节护理床的一大特点。

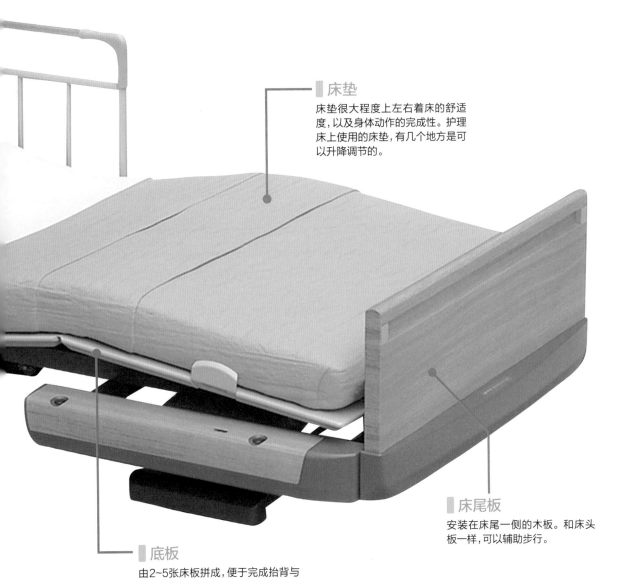

▍床垫
床垫很大程度上左右着床的舒适度，以及身体动作的完成性。护理床上使用的床垫，有几个地方是可以升降调节的。

▍床尾板
安装在床尾一侧的木板。和床头板一样，可以辅助步行。

▍底板
由2~5张床板拼成，便于完成抬背与抬膝功能。

护理床的选择方法

在照护方面，多功能电动式可调节护理床要比普通床方便得多。但是，这种床也有缺点，需要注意（→第9页）。

床的宽度：多功能电动式可调节护理床比一般的单人床稍窄，标准宽度尺寸为83cm。如果注重翻身方便和睡眠舒适的话，就选择稍宽一些的；如果注重卧床状态、照护方便的话，就选择标准尺寸。

电动功能：通常设有3个电动功能选择的比较好，可以进行升降、抬背、抬膝等操作。对于卧床不起的人，则还具有抬肩功能的4个电动功能选择的更好。

具体见下表。

■ 多功能电动式可调节护理床的功能（例）

电动功能	主要功能的组合
1	抬背
2	抬背＋抬膝 升降＋抬背 升降＋抬背和抬膝（联动）
3	升降＋抬背＋抬膝
4	头部升降＋脚部升降＋抬背＋膝部升降＋转动肩部（左右）＋抬背＋抬膝

床垫的选择方法

自理程度高的人可以选择硬质床垫，卧床不起等自理程度低的人最好选择柔软的。

还要考虑是否方便起身和体位转换。

● 床位配置：要考虑到从左右哪边上下床和照护需要的空间。从床的一侧到墙壁的距离需要保持30～45厘米，床头板或床尾板到墙壁的距离需要保持15厘米，从床到座椅或轮椅的移动空间需要保持1米以上。

● 端坐位的时候，整个脚掌要能牢牢地贴在地板上，调整床位至膝盖的内角呈90度的高度。

● 使用时先抬起膝盖，再抬起背部，交替着小幅度重复进行。务必确认骨盆有无移位。

● 如果是设置1个电动功能或2个电动功能的床，可先把膝盖抬起来，然后在膝盖下面放上软垫，这样可以避免臀部和上半身发生错位。

● 为了消除抬背时的紧张感，可以先起身，再使用抬背功能。

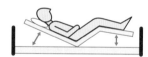

【抬背与抬膝功能】
通过电动控制器，就能完成抬背或抬膝等操作。

【升降功能】
虽然根据床的品种不同而功能有所不同，但通常床面可通过操作电动控制器上下升降30cm左右。

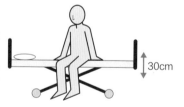

30cm

使用上的要点

● 调节床的高度时，也要考虑床垫的高度。

● 使用褥疮气垫时，会增加起床、离床动作的难度，所以要注意合理使用。

● 为了增强睡眠的舒适感，还可以考虑在床垫上加铺专门的"铺垫物"。

有助于照护的床上用品

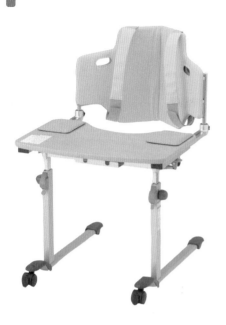

▌床上餐桌

床上用的餐桌，除了架在护栏上的"鱼糕型"以外，还有可移动到床边使用的"拱型""悬臂型""端坐型"等。上方照片是适合不能保持端坐位的人使用的端坐位餐桌（端坐型）。

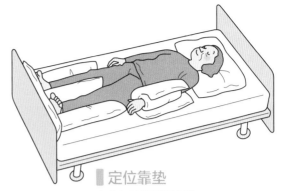

▌定位靠垫

在床上有助于稳定身体。

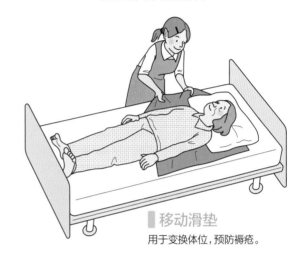

▌移动滑垫

用于变换体位，预防褥疮。

● 护理床的优点和缺点 ●

优点

● 可调节床的高度，端坐、站起、移坐到轮椅或椅子上等，都很方便。

● 便于在床上翻身、起身、端坐、换衣服等。

● 床垫的清洁与更换较方便，不必像被褥那样需要频繁晾晒。

缺点

● 躺卧时有从床上跌落的危险（尤其是老年认知障碍患者）。

● 因为随时可以躺下，所以容易造成卧床不起的状态。

● 有时会因为操作失误而发生事故。

● 较占空间。

● 有些人会产生不适感。

在照护的时候，护理床当然很方便，但也不是毫无缺点。例如，患有老年认知障碍的人有从床上跌落的危险，所以除照护需要以外，床面要尽可能放低。

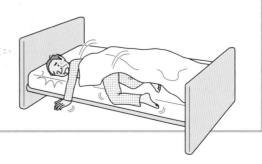

3 步行辅助工具的选择与使用

对那些行走不稳的人来说，熟练使用步行辅助工具是走向生活自理的第一步。
应该站在使用者的立场上选择合适的用具。

步行辅助工具的选择标准

这些人

- 下肢瘫痪的人
- 走路时关节疼痛的人
- 脚步不稳的人

⬇

使用拐杖（高低拐）
（➡第11、12页）

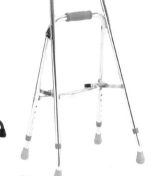

单脚拐杖

适合手臂力量、下肢功能、走路平衡性等比较好的人。

多脚拐杖

适合走路时身体不平衡的人和需单侧支撑身体的人。

高低拐

介于拐杖和步行器之间的辅助工具。

这些人

- 可以走路，但不能用拐杖支撑身体的人
- 无法使用拐杖的人
- 距离长了走路不稳的人

⬇

使用步行器或步行车
（➡第13页）

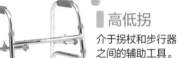

步行车

步行器

步行器有两手可抬起前行的"固定型"和左右支架交替前行的"交替型"。

这些人

- 步行困难的人
- 重度腰痛、肢体麻痹、关节挛缩、肌肉力量低下的人
- 身体机能明显衰退的人

⬇

使用轮椅
（➡第14页）

根据交通法规，轮椅走人行道，因此要注意行人安全。

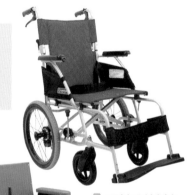

自助型轮椅

使用者可转动后轮外侧的手推轮圈进行操作。

照护型轮椅

由照护者操作。

电动型轮椅

拐杖的种类

拐杖是支撑身体，减轻体重负荷，保持平衡的步行辅助器。挂着拐杖，动作会变得有节奏，有助于走路的稳定。除了单脚拐杖如T字拐杖、弯把拐杖等类型以外，还有套臂拐杖、多脚拐杖等。

使用上的要点

● 除了腿部骨折时使用的专用拐杖以外，拐杖基本都是由没有残疾的一侧手或惯用手挂着。

● 拐杖的长度可以根据使用者的情况进行调节。

● 拐杖的把手类型多样，应选择适合把握的类型。

● 使用单脚拐杖时，如果使用者体重过重的话，就有可能造成拐杖弯曲，所以要注意。

● 在使用多脚拐杖时，所有杖脚必须处在同一平面，在室外使用时尤其需要注意。

● 外出时要穿防滑鞋。

■ 拐杖长度

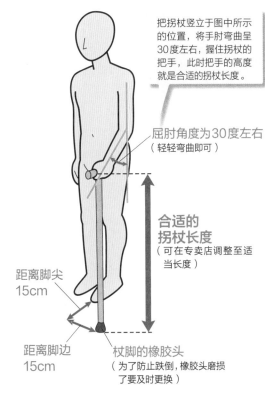

把拐杖竖立于图中所示的位置，将手肘弯曲呈30度左右，握住拐杖的把手，此时把手的高度就是合适的拐杖长度。

屈肘角度为30度左右
（轻轻弯曲即可）

合适的
拐杖长度
（可在专卖店调整至适当长度）

距离脚尖
15cm

距离脚边
15cm

杖脚的橡胶头
（为了防止跌倒，橡胶头磨损了要及时更换）

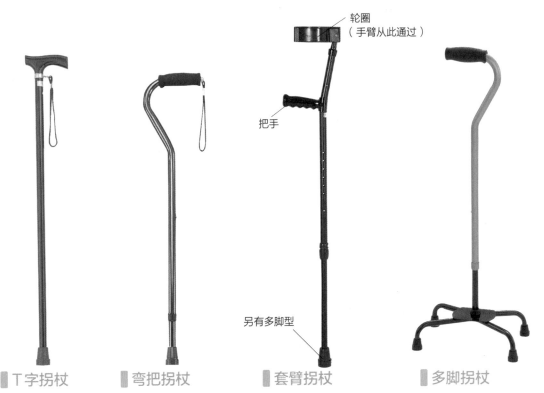

轮圈
（手臂从此通过）

把手

另有多脚型

▌T字拐杖　　▌弯把拐杖　　▌套臂拐杖　　▌多脚拐杖

高低拐

高低拐是介于拐杖和步行器之间的步行辅助工具，可在室内步行或站立时使用。

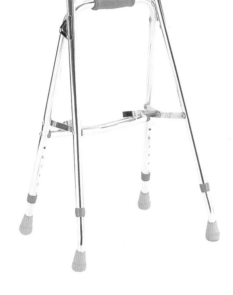

● 可以单手操作。走路的时候握住上面的把手，要站起时先握住下面的把手。

● 高低拐虽然比多脚拐杖稳定，但因为重量较重，所以不适合在室外使用。

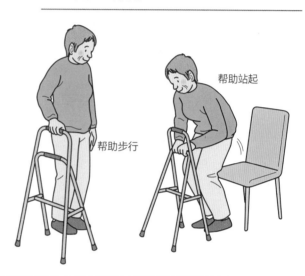

帮助站起

帮助步行

● 设置栏杆和斜坡时的注意事项 ●

● 切忌安装过多的扶手。要考虑到使用者的状态和居住环境，只在必要的地方安装。

● 在门口处设置坡道的时候，最理想的坡度是1：12。

● 在使用轮椅的情况下，针对室内和室外的阶梯，可以考虑设置电动升降机。

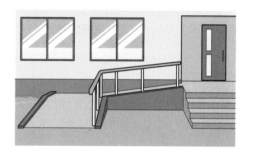

步行器·步行车

　　步行器是呈四脚结构，支撑整个身体的步行辅助工具。大致分为整体框架固定，用双手抬起向前行进的固定型，和框架连接部呈菱形弯曲，交替移动左右框架向前行进的交替型。

　　步行车是用手和手臂等支撑身体操作的步行辅助工具。由左右框架和相连接的管件构成，左右框架的下端装有车轮，有四轮的也有三轮的。有的配有椅子和购物篮，适合老年人使用。

PART 1

步行辅助工具的选择与使用

使用时的注意事项

● 通常，步行器适用于室内，步行车适用于室外。

● 步行器也可用于步行训练和起坐训练。

● 将步行车当座椅使用时，要选择有刹车功能的。

● 老人步行车缺乏稳定感，所以不适于重度残疾人士。

● 外出时，需穿防滑鞋。

● 步行器和步行车的把手位置均调整到把握时手肘弯曲呈30度左右的高度（也有的不能调节高度）。

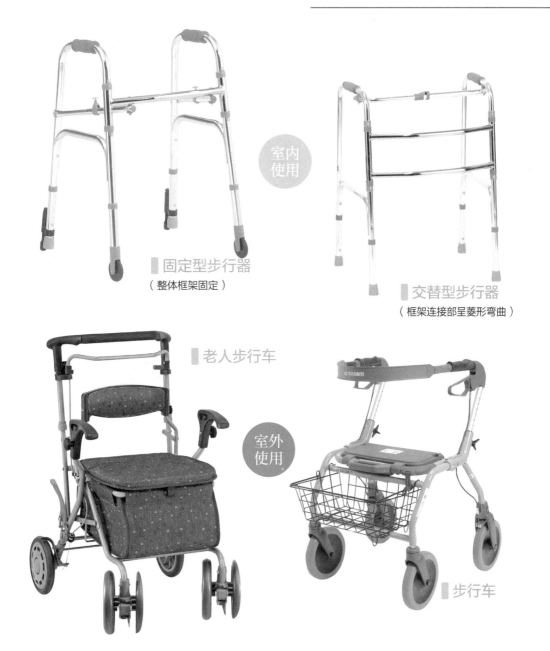

室内使用

■ 固定型步行器
（整体框架固定）

■ 交替型步行器
（框架连接部呈菱形弯曲）

■ 老人步行车

室外使用

步行车

4 轮椅的选择与使用

轮椅通常分为使用者自己操控的"自助型"和需他人推动的"照护型"。
另外还有电动轮椅,要根据使用者的具体情况选择使用。

轮椅的构造
（照护型轮椅）

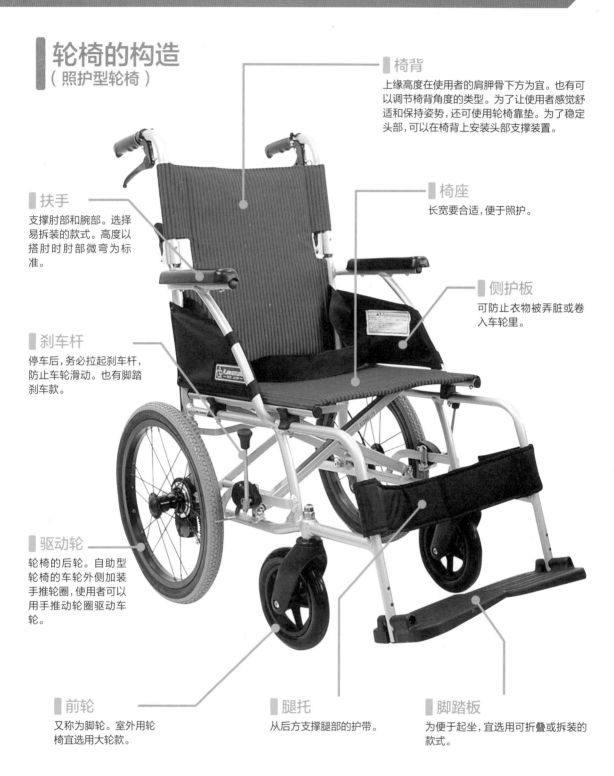

椅背
上缘高度在使用者的肩胛骨下方为宜。也有可以调节椅背角度的类型。为了让使用者感觉舒适和保持姿势,还可使用轮椅靠垫。为了稳定头部,可以在椅背上安装头部支撑装置。

扶手
支撑肘部和腕部。选择易拆装的款式。高度以搭肘时肘部微弯为标准。

椅座
长宽要合适,便于照护。

刹车杆
停车后,务必拉起刹车杆,防止车轮滑动。也有脚踏刹车款。

侧护板
可防止衣物被弄脏或卷入车轮里。

驱动轮
轮椅的后轮。自助型轮椅的车轮外侧加装手推轮圈,使用者可以用手推动轮圈驱动车轮。

前轮
又称为脚轮。室外用轮椅宜选用大轮款。

腿托
从后方支撑腿部的护带。

脚踏板
为便于起坐,宜选用可折叠或拆装的款式。

选择轮椅时的注意事项

选择轮椅时请务必注意以下三点：

保持姿势：选择坐着舒适的轮椅，这样长时间坐着也不难受。对于"照护型"轮椅，为了方便照护者施助，座位的侧护板与身体之间最好留有适当的余地。

移动：无论"自助型"还是"照护型"轮椅，都要确认是否便于实际操作。

转移：还要考虑是否方便将使用者转移到床上。扶手、脚踏板、腿托要选择可拆装或折叠的款式。在使用者保持坐位困难的情况下，需要固定椅背和椅座的角度，因此带有椅背调节功能的款式更方便。

使用时的注意事项

● 轮椅用靠垫对改善坐感、稳定姿势、预防褥疮等是非常必要的。另外，椅座的高度也可以用坐垫的厚度来调节。

● 上下阶梯时动作要谨慎，以防受到冲击。

● 当身体摇晃或有肢体功能障碍时，要使用安全带。

● 椅座深度尺寸过长或过短的话，骨盆会后倾，要注意。

● 有严重肢体功能障碍的人长时间坐在轮椅上时，为了预防生褥疮，照护者应按时左右移动其身体位置。如果轮椅有椅背调节功能，则应适当改变椅背的角度

● 在交通法规中，乘坐轮椅者被视为行人。

● 有的高端配置型轮椅，可以根据使用者的身体特点和要求更换部件。

▌推行把手
照护者推动轮椅时的手握部分。理想高度以与照护者脐部相当为宜。

▌手刹
照护者用于控制轮椅速度和刹车的制动装置。

▌后倾杆
轮椅后部突出的管件。遇到有台阶差或障碍物的地方时，照护者用脚踩下后倾杆，可利用杠杆原理抬起轮椅前轮。

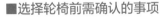

■选择轮椅前需确认的事项

使用者的相关身体数据	身高、坐高、膝下高、腰宽等
使用者的肢体功能和认知能力	肢体关节活动能力、肌肉力量、身体平衡性、认知能力等
居住环境	轮椅在房间和走廊里移动和回转的空间大小、活动区域有无阶梯等

轮椅的种类

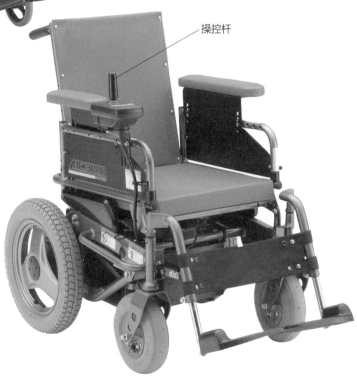

自助型轮椅（双手驱动）

使用者可以自己双手操控的轮椅。使用者可以通过驱动轮外侧的手推轮圈来操作。用手推动手推轮圈来行驶，使用刹车装置来刹车。刹车装置大多位于驱动轮的前方。

推动用的操控杆

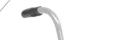

手推轮圈

自助型轮椅（单手驱动）

使用者可以单手操控的轮椅。通过向想要前进的方向推动操控杆，可以前后左右行驶。向与前进方向相反的方向拉动控制杆，就会刹车。

操控杆

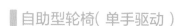

电动型轮椅

使用电动马达作为动力的轮椅。将一根操控杆前后左右推动，就可以前后左右行驶。只要手离开操控杆，就会自动刹车。此外，还有使用方向盘操作的电动型轮椅和在手动自助型轮椅上安装电动机的简易型电动轮椅。

● 方便上下轮椅的辅助用品 ●

▌辅助带

特征是有多个抓手。通过变换抓手的位置和握法，可以适用于多种辅助动作。照护者可以将其戴在腰上，受照护者就可以握住抓手，从轮椅上稳稳地站起来。

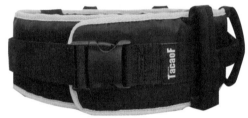

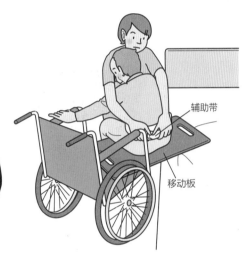

辅助带

移动板

使用辅助带和移动板的图例

▌移动板

保持坐姿移动的辅助工具。将移动板架在轮椅与床之间，人坐在上面，一点一点移动，适用于站起困难者。要求椅面与床的高度相同。它也可以用于将受照护者移动到床边的便携式厕所上。另外，它还可用于受照护者在床上的移动，参见第9页。

▌移动升降机

正确利用移动升降机，不仅可以确保受照护者的安全和舒适，还能大幅度减轻照护者的负担。移动升降机大致分为移动式、固定式和拆装式。

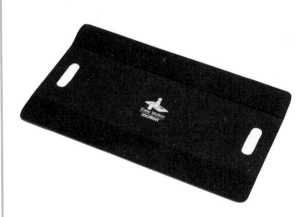

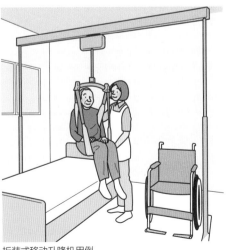

拆装式移动升降机用例

灾害应急

日本四面环海,自然风光秀丽,但也是世界上屈指可数的灾害大国之一。

在1995年1月17日兵库县南部发生的阪神·淡路大地震中,约有31万人被迫在避难所中滞留。2011年3月11日发生的东日本大地震,导致20万人以上的受灾者至今无法回到当地生活。

发生灾害时首先要紧急避难,确保安全。近年来,市售的防灾相关用品逐渐丰富,如有可维持3天的应急食品和饮料储备套装等,可以根据家庭和个人情况预先储备。

紧急避难时需携带的应急物品要定期检查整理,放置到第一时间就可以方便拿取的固定位置。

● 应急便利物品

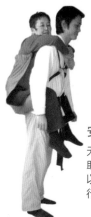 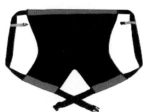

安全背负用具

无需托住双腿就能背负受照护者的辅助用具。因为照护者的双手空着,所以在紧急避难时可以更安全方便地进行移动照护。

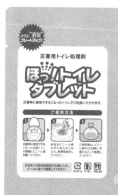
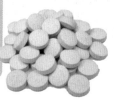

灾时厕所处理剂

这是一种处理简单的杀菌除臭药剂。用于灾时停水的厕所或简易厕所。使用时,先在便器上铺上塑料纸,然后撒上药剂,就可以解手了。可参见左侧商品图示。

● 特殊人群应急携带物品

特殊人群	携带物品（供参考）
卧床者、老年认知障碍者	纸尿裤、便携式厕所、尿布更换用塑料薄膜、背负用的宽绳（带子）、常备药、病历（处方）簿等
疑难病症患者或身体内部器官组织功能障碍者	便携式厕所、常备药、病历（处方）簿、饮食便利套餐（治疗餐）等 【肾脏疾病】透析设施清单、透析检查数据的复印件等 【呼吸系统疾病】便携式氧气瓶等 【膀胱、直肠疾病】人工肛门用具、洗肠用套装(水、湿纸巾、塑料袋、橡皮筋、剪刀）等
肢体有残疾者	纸尿裤、便携式厕所、尿布更换用塑料薄膜、背带、备用轮椅、毛巾被、辅助用具、电动型轮椅用电池等
智障者	常备药、病历（处方）簿、习惯使用的物品、能自理进食的食品等
有精神障碍的人	常备药、病历（处方）簿、水等
有视觉障碍的人	手套、眼镜、拐杖、手表（发声触屏式）、盲文板、常备药、病历（处方）簿等
有听觉障碍的人	助听器和专用电池、便条纸、笔记用品（笔谈用）、口哨、警报蜂鸣器、带邮件收发功能的手机等
婴幼儿	纸尿裤、湿纸巾、奶粉、水等

以上摘录自《2013年版兵库县避难所管理运营指南》（有改动）

PART

2

移动照护

1 移动照护的基本动作

在日常生活中移动是必不可少的。移动照护包含"翻身""坐起""站起""入座""行走"等5种基本动作。

1 翻身

翻身主要是为了防止褥疮发生而进行的照护动作。在擦拭身体和更换床单的时候也需要这种照护。

● 翻身（➡第24页）

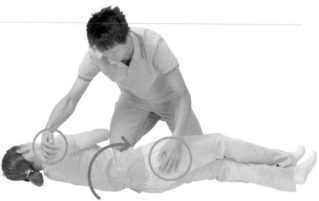

用手托住受照护者的肩膀和臀部，将其向自己方向侧翻

2 坐起

为了不致卧床不起，起身坐起是必要的。只要能坐起来，双手就会变得更自由，也就可以进行读书之类的活动了。

● 坐起（➡第26页）

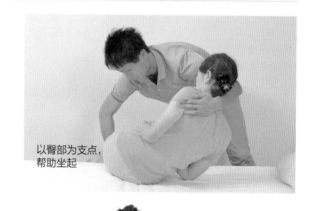

以臀部为支点，帮助坐起

3 站起

这是移坐至轮椅时必不可少的动作。动作不合理的话容易导致受照护者腰痛，需要特别注意。在帮助对方站起来的时候，要注意配合对方的动作，不是"移动对方"而是"配合对方移动"。

● 从地板上站起（➡第30页）
● 从椅子上站起
　（➡第36页）

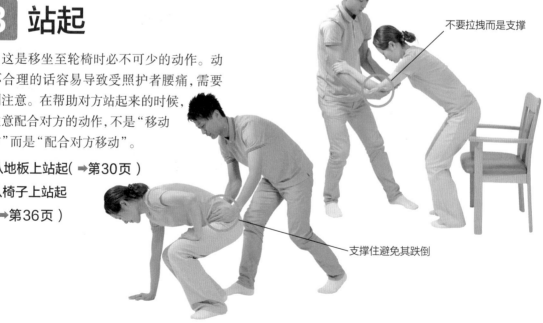

不要拉拽而是支撑

支撑住避免其跌倒

4 入座

这是入座时必要的照护，和站起的基本动作、要领基本相同，只是顺序相反。

● 入座(➡第40页)

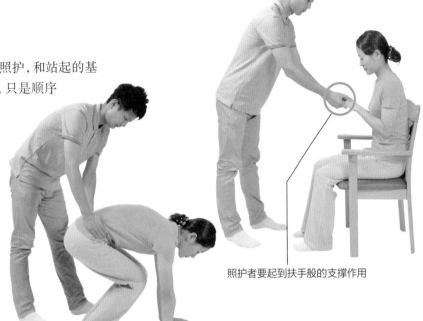

照护者要起到扶手般的支撑作用

5 行走

在帮助受照护者上厕所或上下台阶的时候，要注意配合对方的步幅和走路的速度。

● 行走(➡第62页)
● 上下台阶(➡第64页)

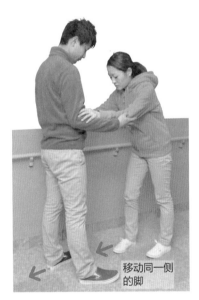

移动同一侧的脚

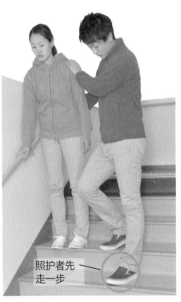

照护者先走一步

只帮助"做不到的事情"

生活中必要的移动，可以结合以上介绍的5种移动照护动作来进行。例如，从床上到厕所的过程，要做"坐起"→"站起"→"行走"→"入座"的动作。如果受照护者只是"行走"困难的话，就只帮助其"行走"，其余的就让其自己做。受照护者自己能做的事情就交给本人去做，做不到的事情才帮忙，这是应该牢记的照护秘诀。

2 移动照护的要诀

在移动照护的过程中，照护者并不是"让受照护者行动"，而是"配合受照护者行动"。

1 掌握身体的自然动作

在移动照护中，了解受照护者的身体动作和重心移动的规律是至关重要的。另外，配合对方的动作，可以减轻彼此身体的负担。

照护者要配合对方的动作

人站起来的时候，重心不是向"上"而是向"前"移动。如果理解了受照护者的动作来施助的话，就会明白不应向上拉，而是向前平行引导。

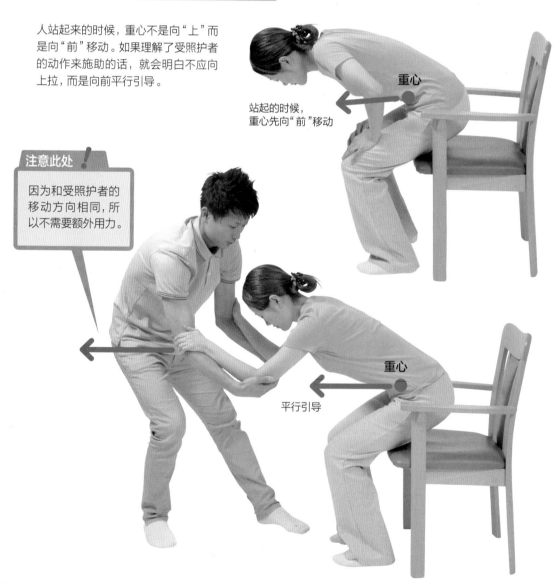

重心

站起的时候，
重心先向"前"移动

注意此处
因为和受照护者的移动方向相同，所以不需要额外用力。

平行引导

重心

2 先打招呼缓解不安

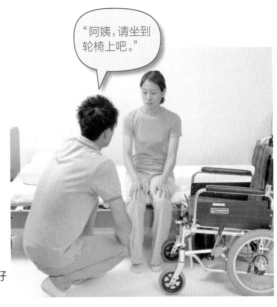

"阿姨，请坐到轮椅上吧。"

任何人突然被人触摸或被移动，都会感觉不舒服。这一点在受照护时也是一样的。先打招呼："叔叔 / 阿姨，请……"然后再开始施助，这样受照护的人也能做好心理准备。

另外，打招呼不能流于形式，必须准确地将信息传达给对方。打完招呼之后，应稍微停顿一下，再开始施助。

看着对方的眼睛说话，受照护者才能做好心理准备。

3 注意周围的状况

在提供照护的时候，不仅要注意对方的动作，还要注意周围的状况。特别是在外出的时候，一定要注意周围的安全。

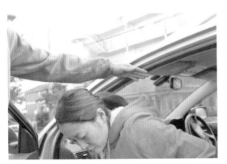

上下车时，要伸手挡护，防止对方碰头。

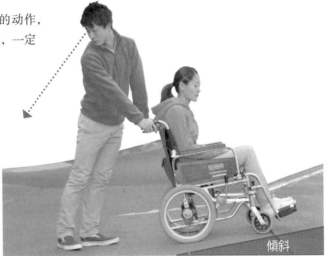

倾斜

下坡的时候，要确认身后是否有障碍物。

"相互间感到轻松"的照护

理想的照护，是让对方感觉不到"受照护"。在照护的过程中，如果感觉自己的动作不协调或者格外费劲的话，就有可能是方法不对。照护不当可能导致双方腰痛。不要强求"事无巨细的全方位照护"，而是要"力求轻松"。

翻身以预防褥疮

褥疮是身体的局部组织受到压迫,使血液循环不畅,导致组织坏死的状态。
掌握正确翻身的方法,可以预防褥疮。

翻身防褥疮

●何为褥疮

　　长时间以单一姿势躺卧,身体的局部组织受到压迫,使血液循环不畅,导致周边的组织坏死,就会形成褥疮。一旦褥疮恶化,可能导致全身细菌感染。

●翻身与褥疮预防

　　为了防止因长时间卧床发生褥疮,必须经常翻身来避免身体的同一部位持续受到压迫。健康人睡觉的时候也能有意无意地自由翻身,而身体虚弱的人则必须有意识地主动翻身或求助外力。为防止发生褥疮,必须每2小时翻身一次。

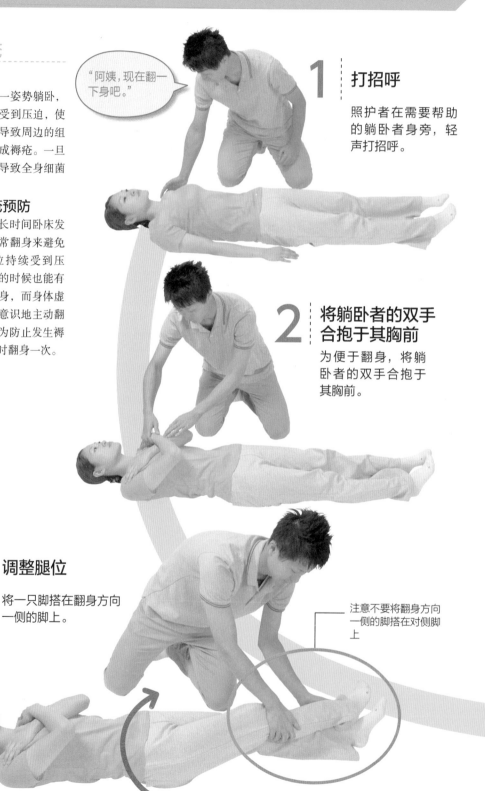

"阿姨,现在翻一下身吧。"

1 打招呼

照护者在需要帮助的躺卧者身旁,轻声打招呼。

2 将躺卧者的双手合抱于其胸前

为便于翻身,将躺卧者的双手合抱于其胸前。

3 调整腿位

将一只脚搭在翻身方向一侧的脚上。

注意不要将翻身方向一侧的脚搭在对侧脚上

翻身方向

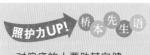
"没有感觉不舒服吧？"

6 完成

将姿势调整到稳定为止。 ➡ 每2小时照上述步骤重复一次。

PART **2**

● 翻身以预防褥疮 照护

注意此处 !

注意不要把受照护者的手臂压在其身体下面。照护者要时刻观察受照护者的表情和反应。

5 将身体转向自己一侧

"要往我这边翻身了。"

4 手托肩部和臀部

做好翻身准备。

小提示 当家庭照护中难以做到频繁翻身时，推荐使用防褥疮气垫。

从床上坐起

自理

掌握好要领，即使身体虚弱的人也能轻轻松松地翻身坐起。

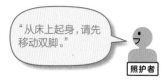

"从床上起身，请先移动双脚。"

照护者

注意此处

第1~2个动作是翻身前的必要动作，所以不要省略。

1 移动双脚

重要

把双脚移到床边。

2 移动头部

重要

头部移动的方向与脚部相反。

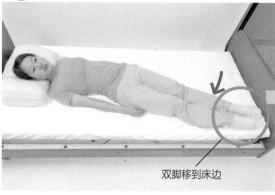

双脚移到床边

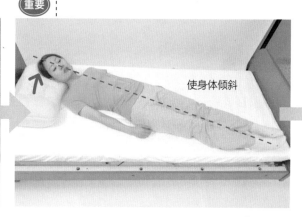

使身体倾斜

注意此处

利用支撑起上半身的反作用力，使双脚自然着地。

8 完成！

双手扶稳，手臂撑住，直至身体坐稳。

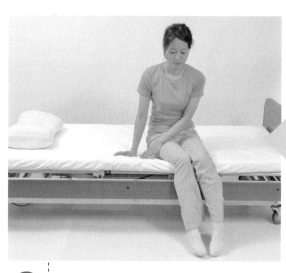

7 起身

双手按住床面，慢慢支撑起上半身。

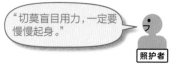

"切莫盲目用力，一定要慢慢起身。"

照护者

记住正确的动作，尝试挑战

即使是卧床不起的人，只要掌握正确的动作，也能坐起来。无法借助手臂的力量坐起来的人，也要先试一试，这个很重要。

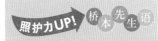
注意此处
只屈起靠床内侧的腿。

3 屈单腿
为便于翻身，屈起靠床内侧的腿。

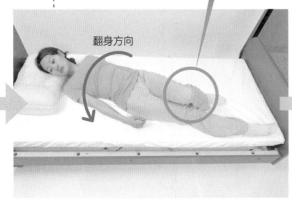

翻身方向

4 翻身
向床外侧翻身，呈侧卧状态。

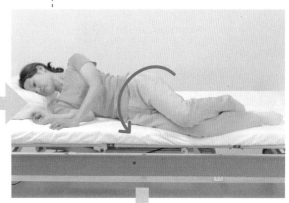

6 用肘部支撑
用翻身方向一侧的肘部支撑起上半身。

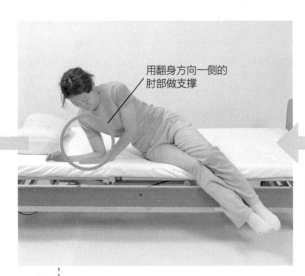

用翻身方向一侧的肘部做支撑

5 双脚移出床沿
把臀部和双脚向床外侧挪动，直到双脚移出床沿。

此时双脚不要着地

小提示 用不正确的姿势起身容易从床上跌落。一定要调整至正确的姿势再起身。

2 从床上坐起

起身时，受照护者的头部的位置会大幅度移动。
因此要掌握正确的方法，给予安全的照护。

照护

1 打招呼

照护者站在受照护者下床的一侧，
轻声打过招呼之后再开始施助。

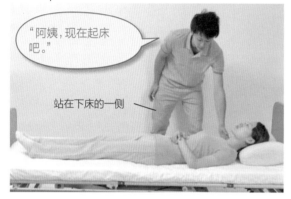

"阿姨，现在起床吧。"

站在下床的一侧

2 屈膝

屈起受照护者的膝部。

注意看！

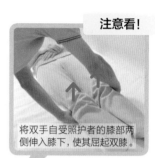

将双手自受照护者的膝部两侧伸入膝下，使其屈起双膝。

支撑住受照护者的肩膀和双腿，协助其稳定姿势

以臀部为支点起身。

注意看！

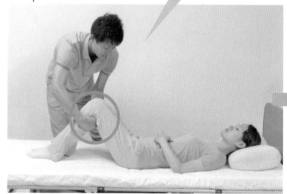

7 完成！

用力支撑住受照护者的肩膀和双腿，
直到其坐姿稳定。

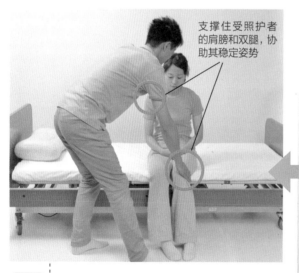

6 起身

慢慢扶起受照护者的上半身，同时移动其双腿，使双脚落地。

注意此处！

注意不要让臀部移出床外，以免跌落。

为了不致卧床不起

从床上坐起来，就可以方便地看电视或看书。而且，为了避免久卧不起，让身体和大脑活动起来是很重要的。

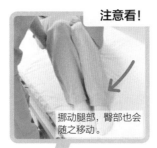

注意看！

挪动腿部，臀部也会随之移动。

照护力UP！ 桥本先生语

帮助受照护者从躺卧的状态下坐起来，照护者的腰部会承受较大的负担，切请注意。

---

3 移动臀部
重要 挪动受照护者的腿部，将臀部移至床边。

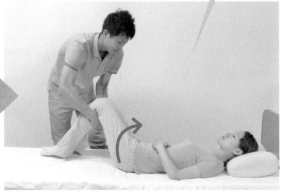

4 将手臂伸入头颈下
重要 照护者用伸入对方头颈下的手臂支撑住其肩膀，避免其头部晃动。

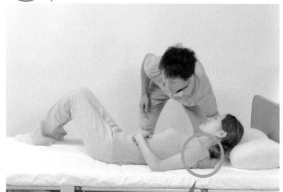

重要

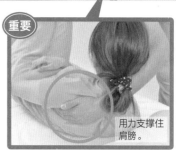

用力支撑住肩膀。

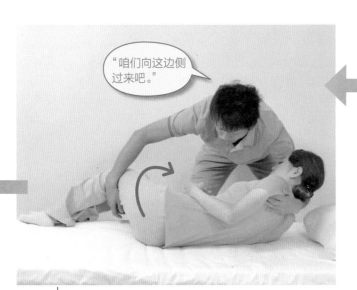

"咱们向这边侧过来吧。"

5 将身体转为侧卧位
抱住受照护者的双腿，将其身体转向自己一侧。

✕NG

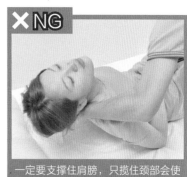

一定要支撑住肩膀，只揽住颈部会使头部后坠或晃动，造成受照护者不安。

小提示 当照护者腰力不支时，最好利用护理床的升降功能。

1 从地板上站起

即使是身体虚弱只能匍匐前行的人，只要双手撑地移动身体，臀部就会自然抬起，轻松站起来。

无需用力就能掌握站起来的动作

身体虚弱的人很难像年轻人那样轻松站起身。匍匐的状态下，臀部自然上抬，两手支撑移动身体就能站起来。

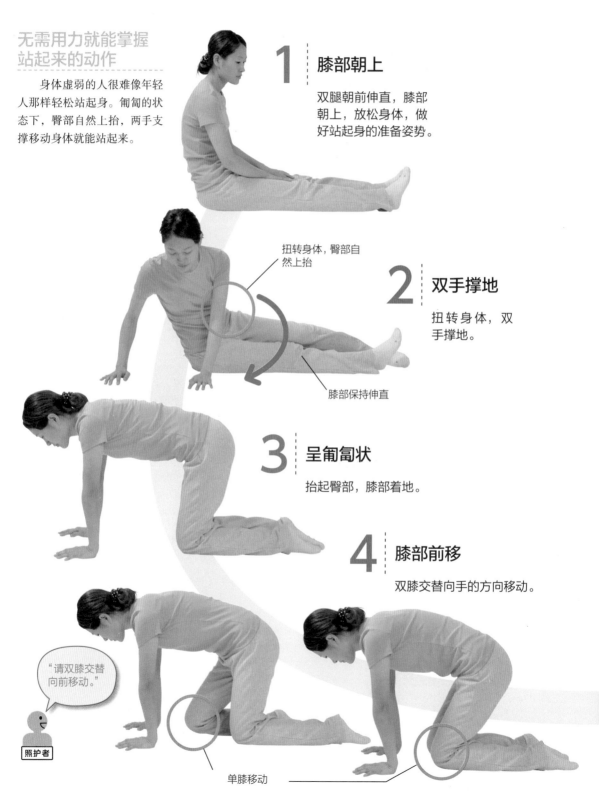

1 膝部朝上

双腿朝前伸直，膝部朝上，放松身体，做好站起身的准备姿势。

扭转身体，臀部自然上抬

2 双手撑地

扭转身体，双手撑地。

膝部保持伸直

3 呈匍匐状

抬起臀部，膝部着地。

4 膝部前移

双膝交替向手的方向移动。

"请双膝交替向前移动。"

照护者

单膝移动

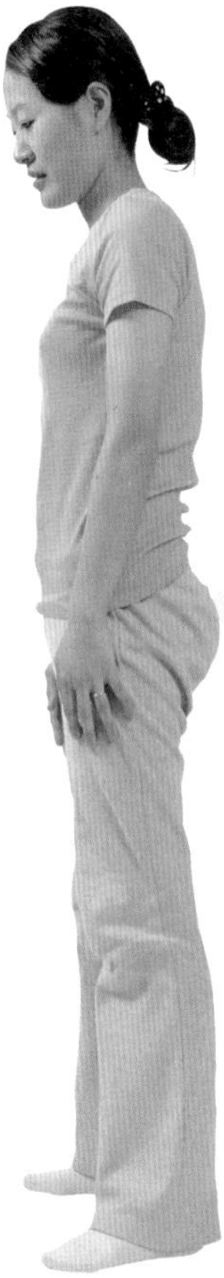

8 完成！

双腿均匀用力，站直身体。

"一定要慢慢站起，防止重心不稳。"

照护者

7 站起

慢慢伸直双膝，直起上半身。

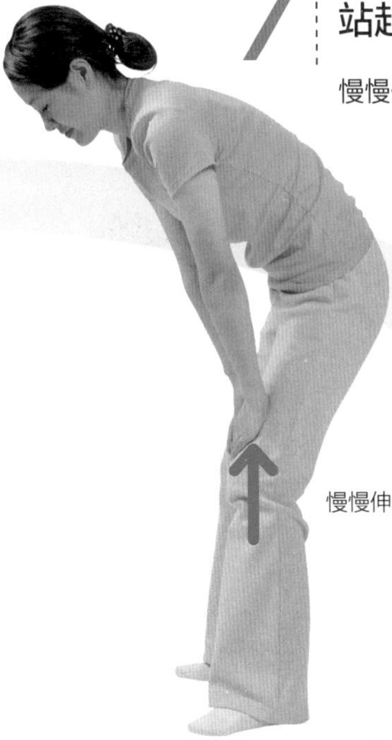

慢慢伸直双膝

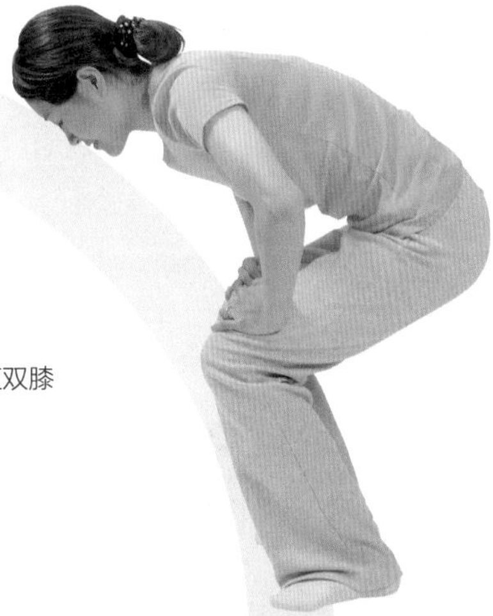

重要

步骤5~6的动作要用力。感觉困难者可借助板凳（➡ 第34页）。

6 手撑膝部

一手撑膝，一手撑地，注意保持重心平衡，防止跌倒。

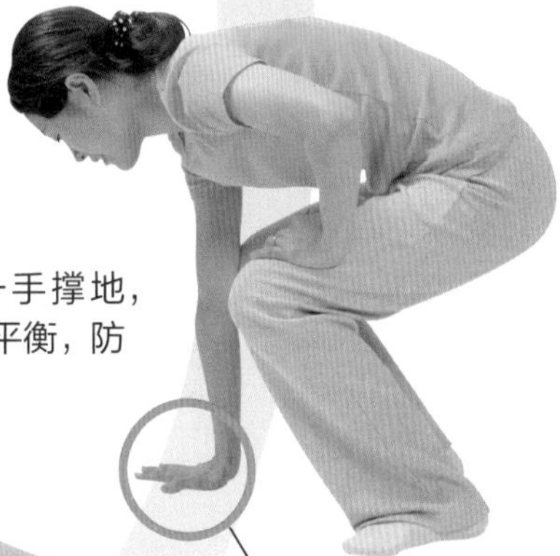

撑地的手要用力

5 抬膝

双膝先后抬起。

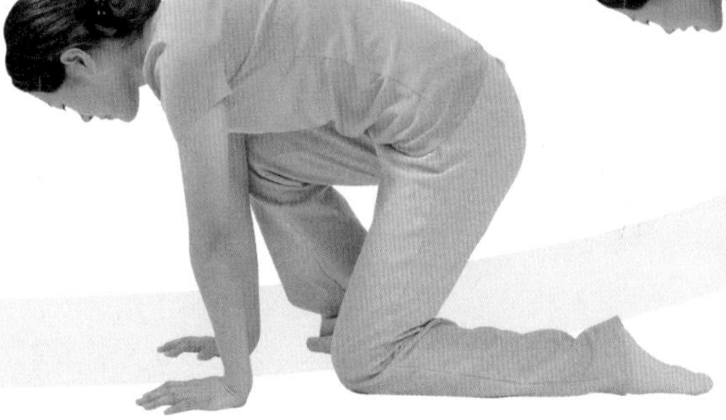

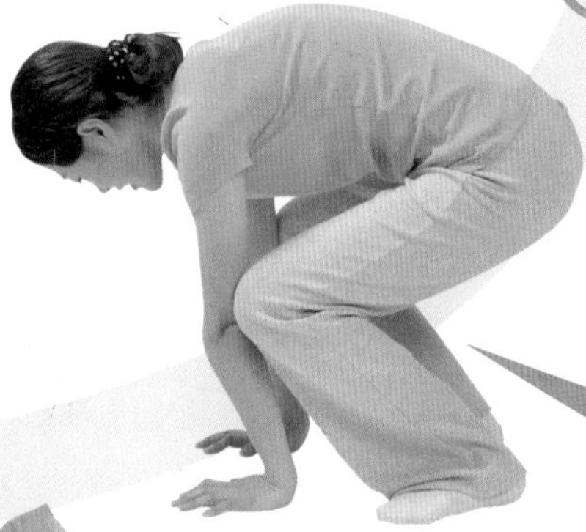

注意此处

身体重心要前移，防止后仰。

小提示 受照护者自己练习站立时，照护者一定要在旁看护，防止其因重心失衡而跌倒。

2 从地板上站起

照护

为了防止受照护者站起来时重心失衡而跌倒，照护者要记住"支撑"比"用力"更重要。

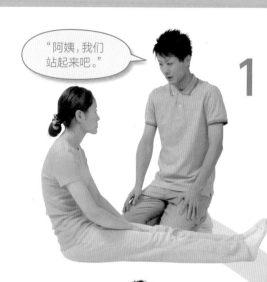

"阿姨，我们站起来吧。"

1 打招呼

照护者目视对方轻声打招呼。

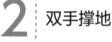

2 双手撑地

受照护者扭转身体，双手撑地。施力困难时，照护者扶住其腰部，往施力的方向推。

用两手支撑其腰部

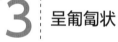

3 呈匍匐状

照护者用双手支撑住受照护者的腰部，使其姿势稳定。

4 膝部前移

双膝交替前移。

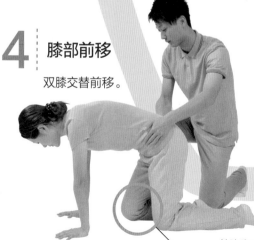

单膝移动

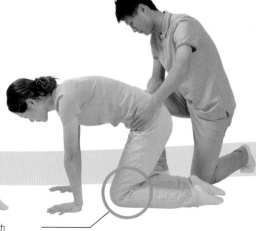

8 完成!

等确认受照护者姿势稳定之后再松手。

只用手支撑住腰部，不要用力

7 站起

提示受照护者慢慢伸直双膝站起。

重要

照护者双脚分开，保持重心稳定。

注意此处!

站起时，手离开地面的一刻最容易跌倒。

6 手撑膝部

一手撑膝，一手撑地，然后双手撑膝。照护者要用力支撑住对方的腰部，防止其跌倒。

5 抬膝

双膝先后抬起。

注意此处!

受照护者双膝抬起的时候，照护者也要同时站起。

小提示 支撑腰部的时候，可以借助腰带，但注意不要用力拉拽。

3 借助板凳从地板上站起

自理

站起来的动作中，最需要用力的是从地板上站起来。
借助板凳的话就轻松多了。

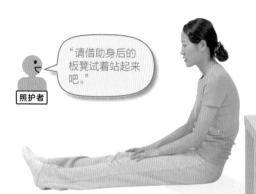

"请借助身后的板凳试着站起来吧。"

照护者

1 放置板凳

将板凳放置于受照护者的手能轻易够到的地方。

注意此处 !
板凳处于手容易够到的身体斜后方的位置。

2 双手着地

双手朝一侧着地，使身体侧转。

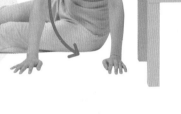

3 匍匐前移

向板凳侧匍匐移动。

注意此处 !
手不宜放置太远，以免用不上力。

4 手搭在板凳上

左手撑地，右手搭在板凳上，然后左手也搭上来。

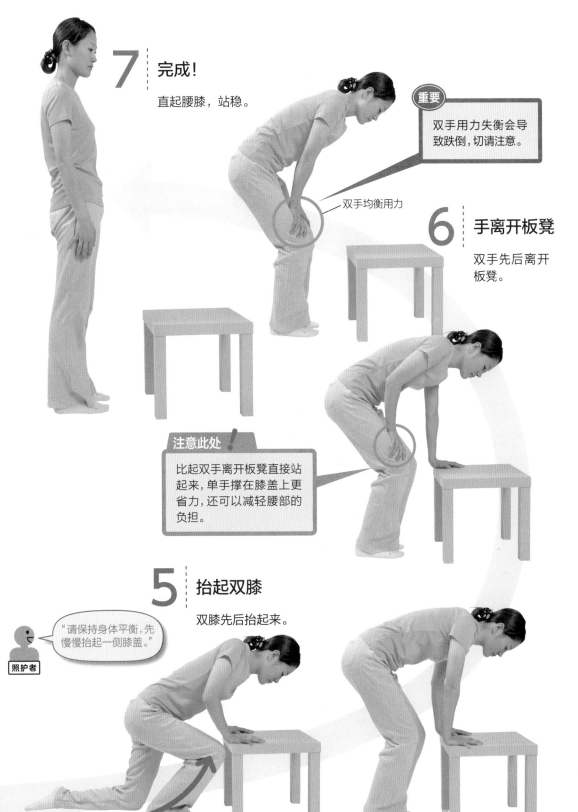

7 完成！

直起腰膝，站稳。

重要

双手用力失衡会导致跌倒，切请注意。

双手均衡用力

6 手离开板凳

双手先后离开板凳。

注意此处 !

比起双手离开板凳直接站起来，单手撑在膝盖上更省力，还可以减轻腰部的负担。

5 抬起双膝

双膝先后抬起来。

"请保持身体平衡，先慢慢抬起一侧膝盖。"

照护者

小提示 也可以用稳固的椅子来替代板凳使用。

4 从椅子上站起

自理

为了提升照护效果，有必要了解人是如何站起来的。

体会站起来时的重心移动

受照护者可以先体会一下动作，会发现站起来的时候身体会前倾。这是因为要站起来，身体的重心必须向前移动。如果能体会到这种感觉，就能自然地站起来，而不需要额外的力量。

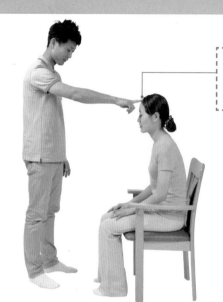

只要被他人用手指抵住额头，人就不容易站起来。

照护力UP! 桥本先生语

确认自己要行动的时候，重要的不仅仅是要努力站起来，还要把握用力的时机。对受照护者来说，这个意念很重要。

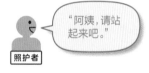

"阿姨，请站起来吧。"

照护者

1 | 坐姿放松

后背离开椅背，准备起身。

后背离开椅背

双手置于膝上

双脚略分开

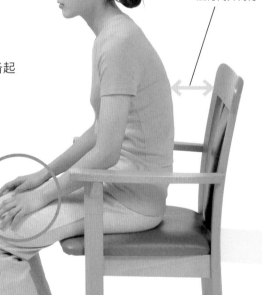

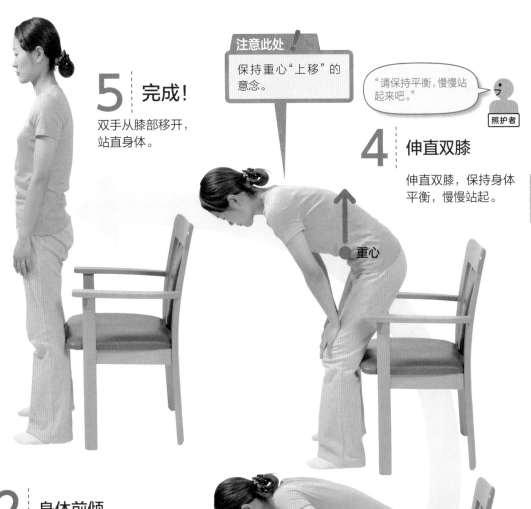

5 完成！

双手从膝部移开，站直身体。

注意此处
保持重心"上移"的意念。

"请保持平衡，慢慢站起来吧。"

照护者

4 伸直双膝

伸直双膝，保持身体平衡，慢慢站起。

重心

2 身体前倾

身体前倾，将重心移向双腿。

重心

重心

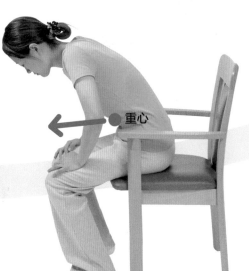

重心

3 抬起腰部

慢慢抬起腰部。身体重心前移，腰部自然抬起。

注意此处
保持重心"前移"的意念。

PART
2

● 从椅子上站起 自理

小提示　沙发松软，坐下后起身更加吃力。应选择能使腰部稳定的座椅就座。

5 从椅子上站起

照护

从椅子上起身，首先要重心前移。
照护者无需多余费力，只要配合受照护者的动作即可。

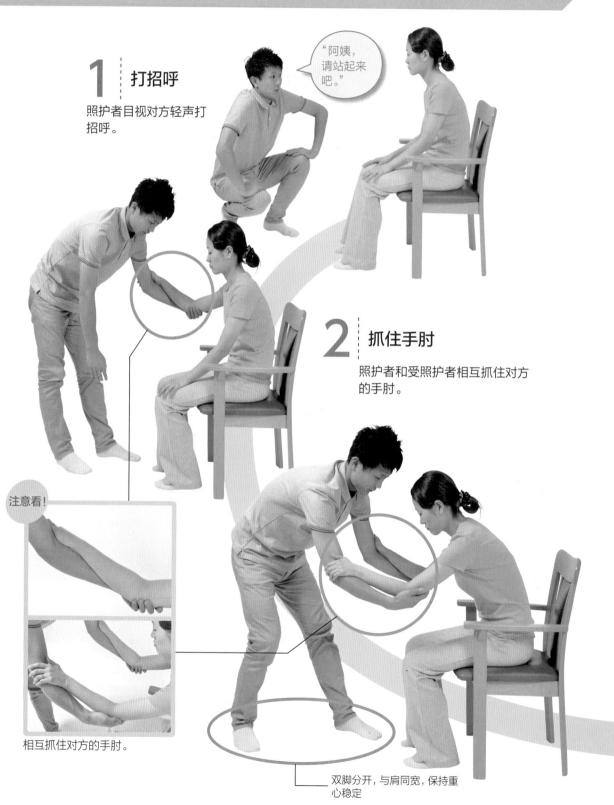

1 打招呼

照护者目视对方轻声打
招呼。

"阿姨，请站起来吧。"

2 抓住手肘

照护者和受照护者相互抓住对方
的手肘。

注意看！

相互抓住对方的手肘。

双脚分开，与肩同宽，保持重
心稳定

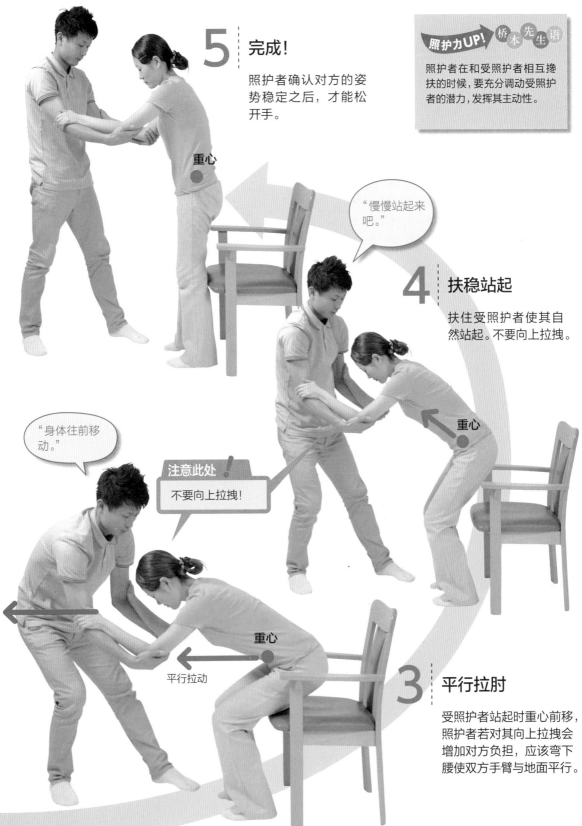

5 完成!

照护者确认对方的姿势稳定之后,才能松开手。

照护力UP! 桥本先生语

照护者在和受照护者相互搀扶的时候,要充分调动受照护者的潜力,发挥其主动性。

"慢慢站起来吧。"

4 扶稳站起

扶住受照护者使其自然站起。不要向上拉拽。

重心

"身体往前移动。"

注意此处 !
不要向上拉拽!

重心

3 平行拉肘

受照护者站起时重心前移,照护者若对其向上拉拽会增加对方负担,应该弯下腰使双方手臂与地面平行。

重心

平行拉动

小提示 目视对方,话语沟通,注意观察对方的表情。这样可以消除受照护者的不安,建立信任。

1 坐到椅子上

自理

照护者不仅要事先了解人坐下时的重心移动情况，还要留意座椅的高度和位置。

意念中，将重心从臀部移向膝部

入座的时候，第一个动作就是身体前倾。意念中，前倾的时候，身体的重心移向膝部。

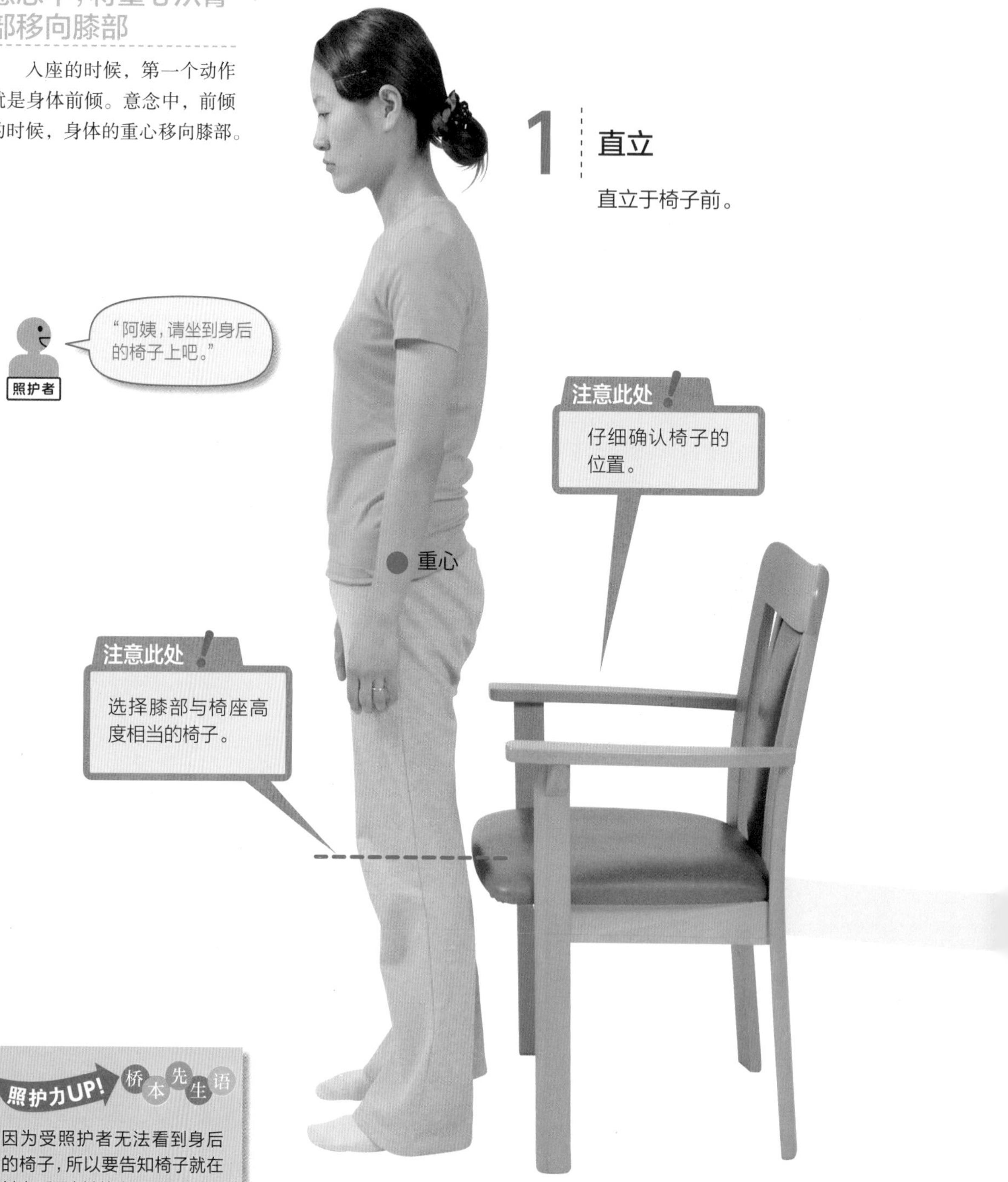

照护者
"阿姨，请坐到身后的椅子上吧。"

重心

1 直立

直立于椅子前。

注意此处
仔细确认椅子的位置。

注意此处
选择膝部与椅座高度相当的椅子。

照护力UP！ 桥本先生语

因为受照护者无法看到身后的椅子，所以要告知椅子就在其身后，请其放心。

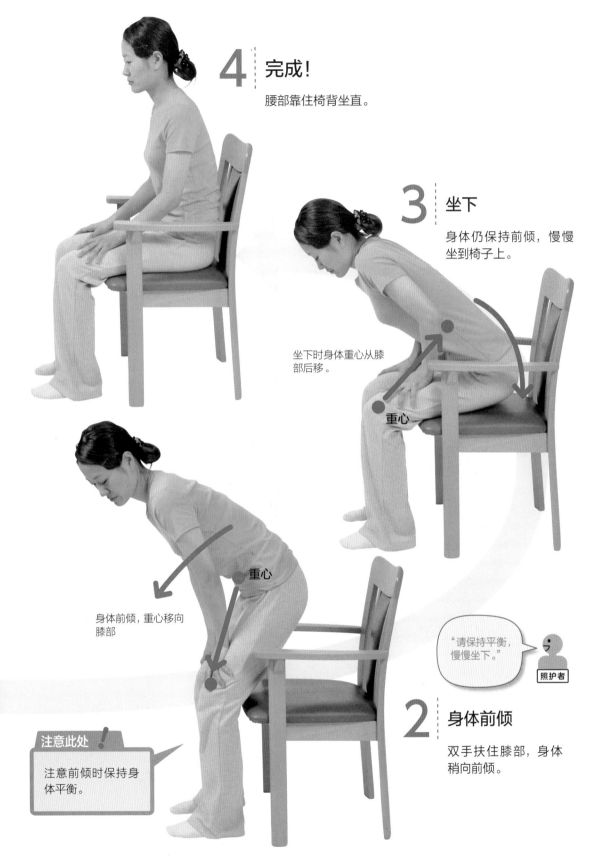

4 完成！

腰部靠住椅背坐直。

3 坐下

身体仍保持前倾，慢慢坐到椅子上。

坐下时身体重心从膝部后移。

重心

身体前倾，重心移向膝部

重心

"请保持平衡，慢慢坐下。"

照护者

2 身体前倾

双手扶住膝部，身体稍向前倾。

注意此处

注意前倾时保持身体平衡。

小提示　担心后坐不安全的人，可在身前设置板凳，手扶落座。

41

2 坐到椅子上

照护

四肢无力者有时会害怕后坐，照护者要注意消除其入座时的不安。

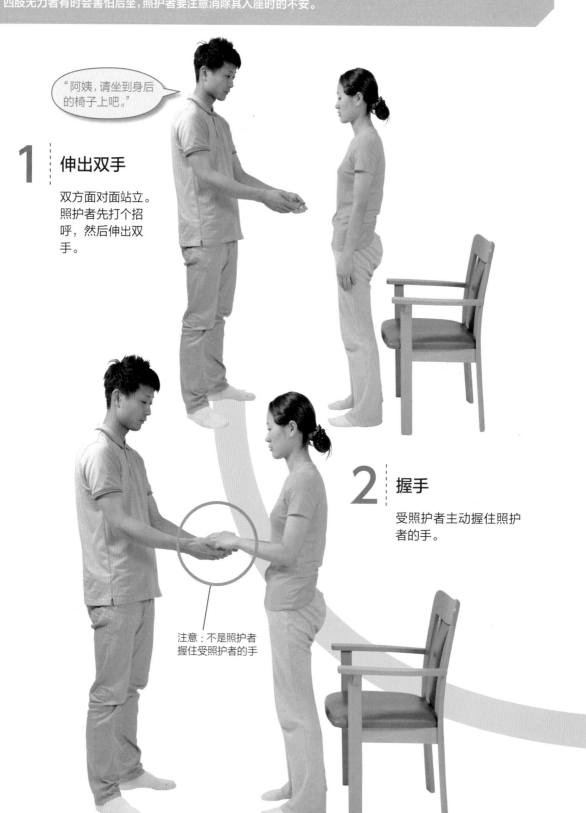

"阿姨，请坐到身后的椅子上吧。"

1 伸出双手

双方面对面站立。照护者先打个招呼，然后伸出双手。

2 握手

受照护者主动握住照护者的手。

注意：不是照护者握住受照护者的手

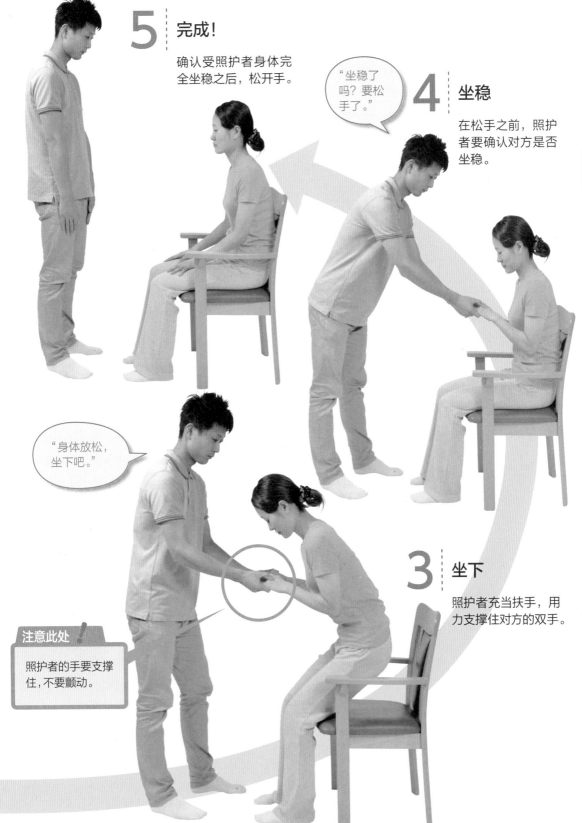

5 完成！

确认受照护者身体完全坐稳之后，松开手。

"坐稳了吗？要松手了。"

4 坐稳

在松手之前，照护者要确认对方是否坐稳。

"身体放松，坐下吧。"

注意此处

照护者的手要支撑住，不要颤动。

3 坐下

照护者充当扶手，用力支撑住对方的双手。

小提示 将椅子置于有扶手的墙边，即使身体无力也能一个人入座。

3 平地坐下

自理

如果生活在有榻榻米的房间，要学会平地坐下。坐下与站起的动作要领相同，只不过顺序相反。

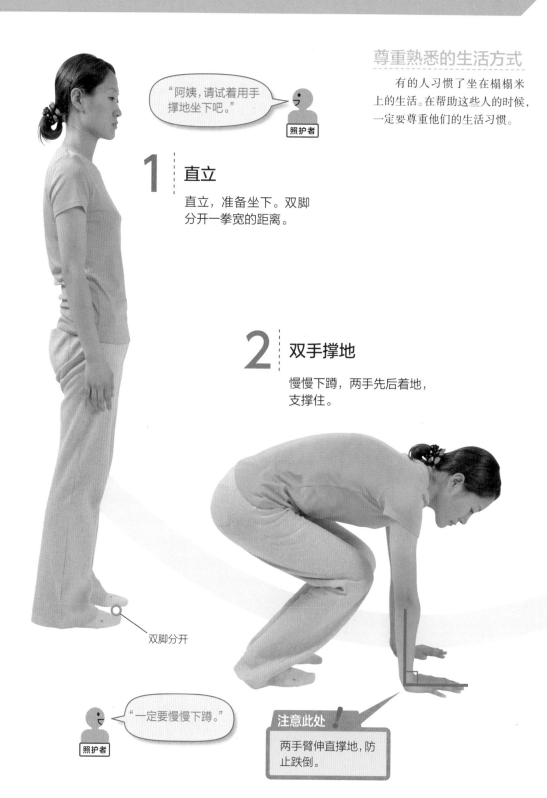

"阿姨，请试着用手撑地坐下吧。"

照护者

尊重熟悉的生活方式

有的人习惯了坐在榻榻米上的生活。在帮助这些人的时候，一定要尊重他们的生活习惯。

1 直立

直立，准备坐下。双脚分开一拳宽的距离。

2 双手撑地

慢慢下蹲，两手先后着地，支撑住。

双脚分开

"一定要慢慢下蹲。"

照护者

注意此处！

两手臂伸直撑地，防止跌倒。

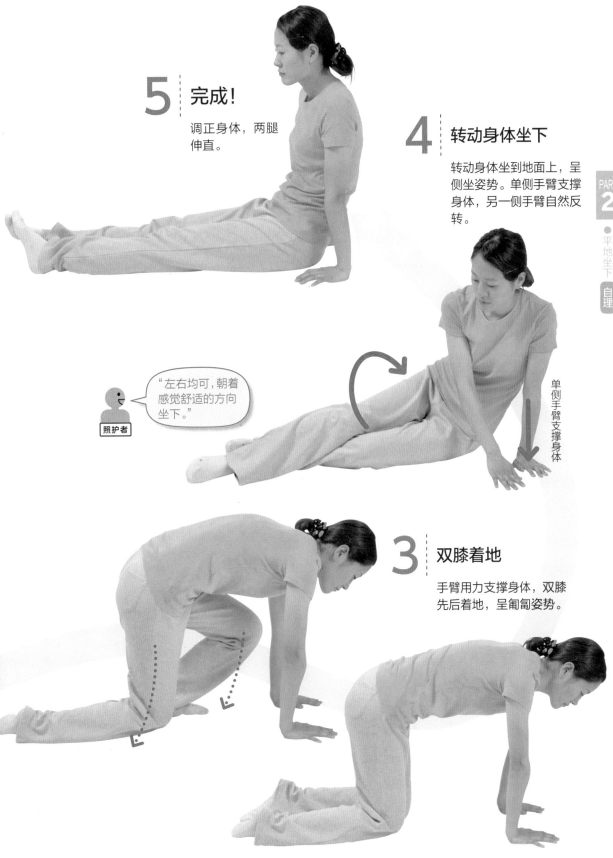

5 完成!

调正身体,两腿伸直。

4 转动身体坐下

转动身体坐到地面上,呈侧坐姿势。单侧手臂支撑身体,另一侧手臂自然反转。

"左右均可,朝着感觉舒适的方向坐下。"

照护者

单侧手臂支撑身体

3 双膝着地

手臂用力支撑身体,双膝先后着地,呈匍匐姿势。

小提示　容易跌倒的人,需要照护者在旁看护。

45

4 平地坐下

照护

在照护的过程中，照护者动作的要点是支撑。

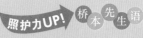

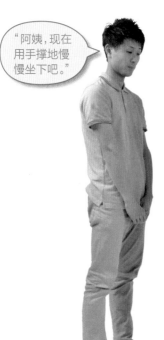

"阿姨，现在用手撑地慢慢坐下吧。"

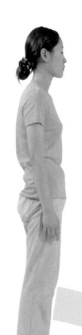

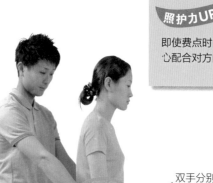

照护力UP! 桥 本 先 生 语

即使费点时间，照护者也要耐心配合对方的节奏进行照护。

双手分别放在对方的骨盆两侧

2 支撑腰部

照护者双手支撑住对方的腰部（骨盆两侧）。

1 打招呼

照护者打声招呼，站到受照护者的身后。

3 双手撑地

受照护者慢慢下蹲，两手撑地。照护者要稳定支撑，防止对方失衡跌倒。

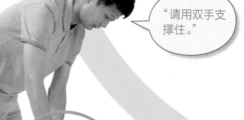

"请用双手支撑住。"

注意此处！

照护者无需用力，只需支撑住就可以。

6 | 完成！

照护者引导对方调正身体，伸直双腿，待其坐姿稳定之后，松开双手。

"请慢慢坐下。"

"请选择自己觉得舒服的方向坐下。"

5 | 转动身体坐下

转动身体呈侧卧姿势坐下。

注意此处

照护者要配合对方的动作，对其腰部进行支撑。

4 | 双膝着地

受照护者双膝先后着地，呈匍匐姿势。

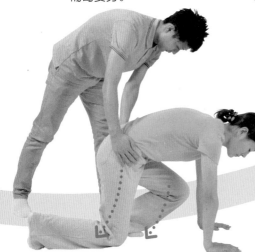

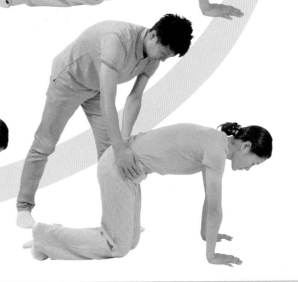

小提示 　照护者不要有上拉或强拽的动作，要配合受照护者的动作施助。

5 借助板凳平地坐下

自理

动作要领与"站起"相同(➡ 第34页),只是顺序相反。

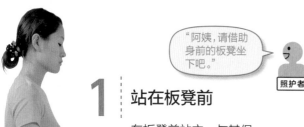

"阿姨，请借助身前的板凳坐下吧。"

照护者

1 站在板凳前

在板凳前站立，与其保持不妨碍膝盖弯曲的距离。

2 双手扶住板凳

双手扶住板凳，慢慢下蹲。

注意此处 !

板凳的高度以屈膝后不妨碍手臂活动为宜。

注意此处 !

双臂垂直向下扶住板凳，防止跌倒。

与板凳的距离以屈膝时不致碰到板凳为宜

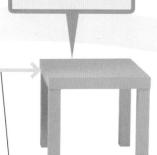

3 膝部着地

两手支撑住身体，双膝先后着地。

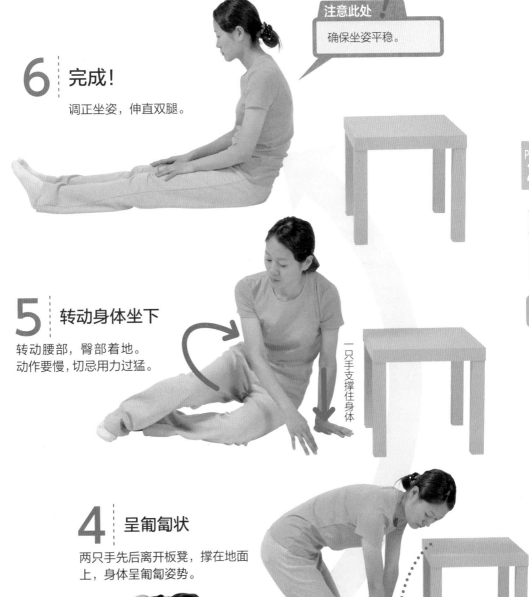

注意此处
确保坐姿平稳。

6 完成！

调正坐姿，伸直双腿。

5 转动身体坐下

转动腰部，臀部着地。
动作要慢，切忌用力过猛。

一只手支撑住身体

4 呈匍匐状

两只手先后离开板凳，撑在地面
上，身体呈匍匐姿势。

"手慢慢放下，防止
跌倒。"

照护者

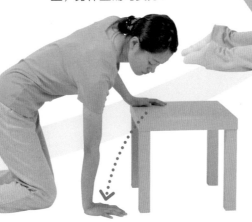

小提示　借助道具有利于扩大受照护者的活动范围。照护的意义在于，充分调动受照护者本人
的能力。

1 从床转移到轮椅

自理

受照护者在下床上轮椅的过程中容易跌倒，因此必须有人在旁照护。

1 放好轮椅

照护者将轮椅推至床旁，拆卸下脚踏板，防止碰脚造成伤害。

注意此处
轮椅要放置在身体的与床扶手相对的一侧。

2 握紧床扶手

握紧床扶手，挪动靠近轮椅的那只脚。

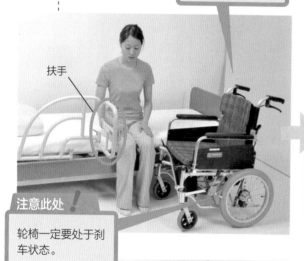

扶手

注意此处
轮椅一定要处于刹车状态。

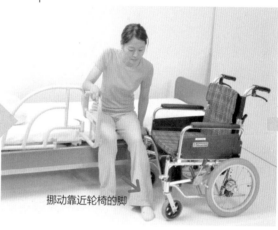

挪动靠近轮椅的脚

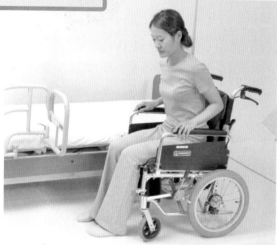

手一定要握紧床扶手

6 完成！

扶住轮椅扶手，往里坐好。

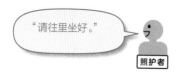

"请往里坐好。"

照护者

5 坐下

转过身来在轮椅上坐下。手要一直握紧床扶手。

●基本动作要点

下床上轮椅的动作，与下床上便捷式厕所的动作基本相同，照护者可以相互参照。

●判断是否可自理

事先判断受照护者是否可以自理下床上轮椅。

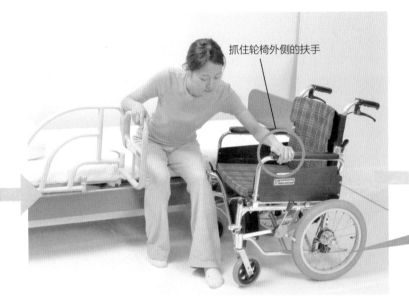

抓住轮椅外侧的扶手

3 | 抓住轮椅的扶手

探身抓住轮椅外侧的扶手。

"一定要稳住姿势，防止跌倒。"

照护者

注意此处

再次确认轮椅是否已刹住，前轮是否摇晃。

注意此处

借助探身的姿势站起身。

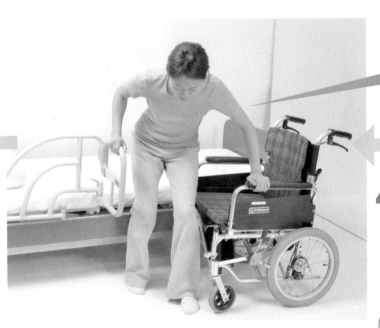

4 | 站起

像从椅子上起身一样站起。这个动作很容易让身体失去平衡，因此旁边需要人照护。

"慢慢站起,防止失衡。"

照护者

小提示 利用床扶手，比手扶护栏更容易探身站起。

PART 2

从床转移到轮椅

自理

2 从床转移到轮椅

照护

一定要配合受照护者的动作施以帮助，不要用蛮力。

1 打招呼

照护者目视对方打声招呼。拆卸脚踏板，以免碰脚造成伤害。

注意此处

一定要刹住轮椅。

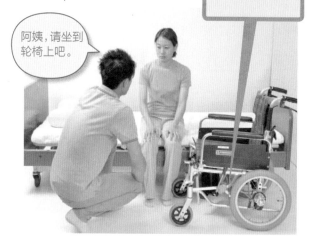

阿姨，请坐到轮椅上吧。

2 搂住腰部

照护者用手搂住对方的腰部。

注意看！

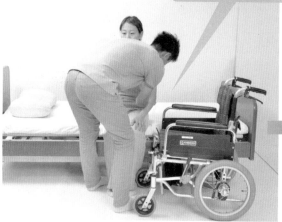

6 完成！

确认受照护者往里坐稳后再松手。

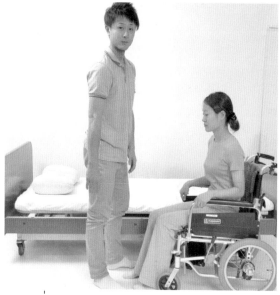

5 在轮椅上坐下

让受照护者在轮椅上慢慢坐下。

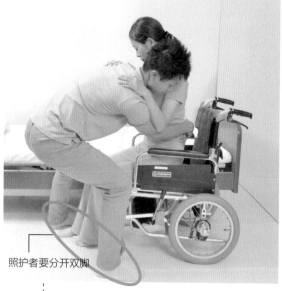

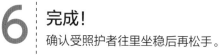

照护者要分开双脚

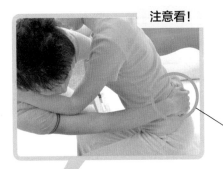

注意看！

手一定要搂紧受照护者的腰部，然后用力

3 手搭肩膀

受照护者将手搭在照护者的肩膀上，做好站起的准备。

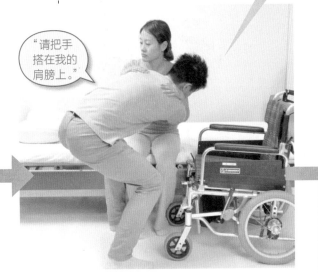

"请把手搭在我的肩膀上。"

搂紧腰部

注意此处

不要用蛮力，要配合受照护者的动作。

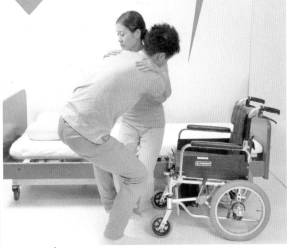

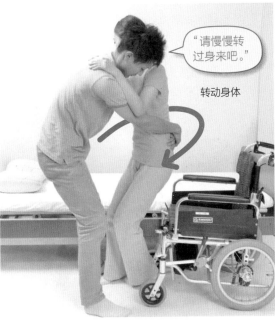

"请慢慢转过身来吧。"

转动身体

4 站起

照护者搂紧对方的腰部，向前发力，使对方顺势站起，并慢慢转动身体。

小提示　　不容易站立时可借助移动板（ ➡第17页 ）。

3 推轮椅前的准备（安装脚踏板）

照护

推轮椅前，先安装脚踏板。注意安装时不要碰到受照护者的脚。

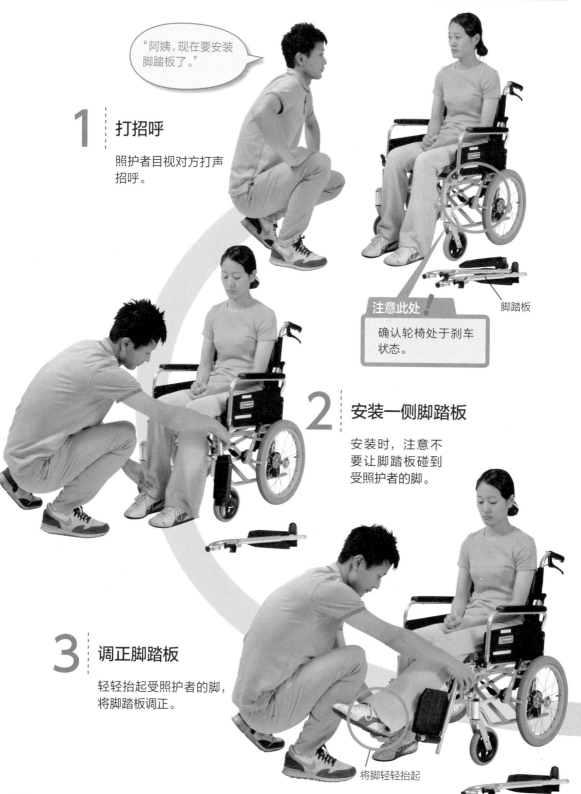

1 打招呼

照护者目视对方打声招呼。

"阿姨，现在要安装脚踏板了。"

注意此处

确认轮椅处于刹车状态。

脚踏板

2 安装一侧脚踏板

安装时，注意不要让脚踏板碰到受照护者的脚。

3 调正脚踏板

轻轻抬起受照护者的脚，将脚踏板调正。

将脚轻轻抬起

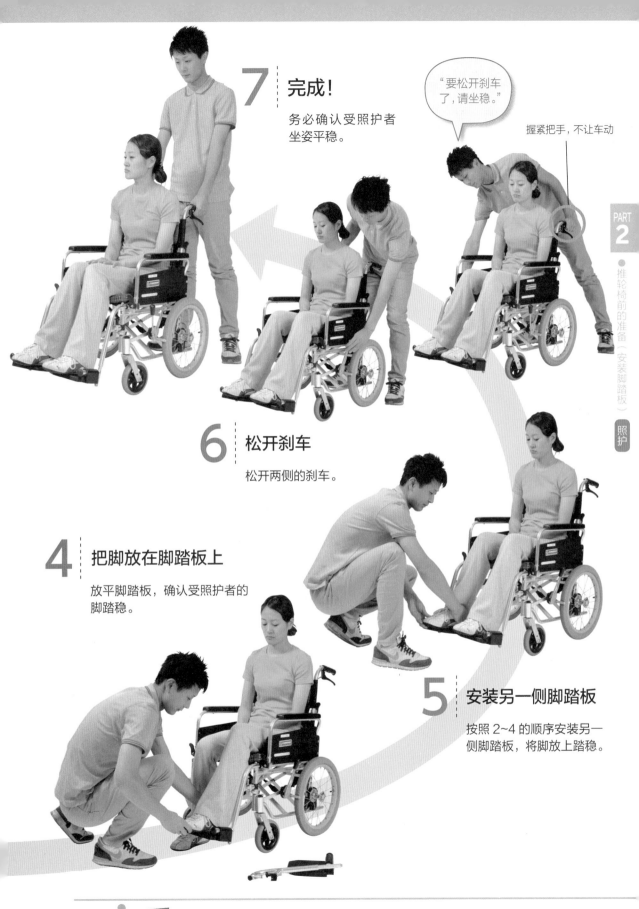

7 完成！

务必确认受照护者
坐姿平稳。

"要松开刹车
了，请坐稳。"

握紧把手，不让车动

6 松开刹车

松开两侧的刹车。

4 把脚放在脚踏板上

放平脚踏板，确认受照护者的
脚踏稳。

5 安装另一侧脚踏板

按照 2~4 的顺序安装另一
侧脚踏板，将脚放上踏稳。

小提示　有的轮椅脚踏板不能随意拆装，上下轮椅时请将脚踏板向上竖起。

4 推轮椅的方法

照护

轮椅急刹车时会给受照护者带来危险。为防止发生事故，照护者一定要掌握正确的操控方法。

下坡时

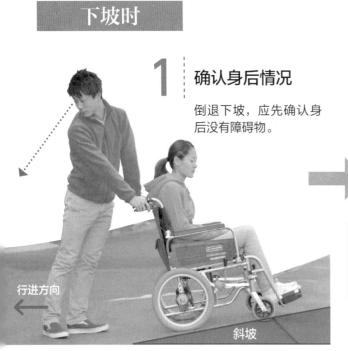

1 确认身后情况

倒退下坡，应先确认身后没有障碍物。

行进方向

斜坡

注意此处

以倒退方式行进，受照护者的重心在背部，可以安全行进。

前进方向

斜坡

2 向背后方向行进

轮椅朝向与行进方向相反。

上台阶时

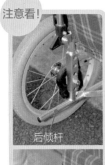

后倾杆

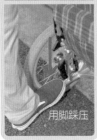

注意看！

用脚踩压

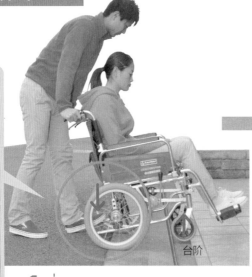

台阶

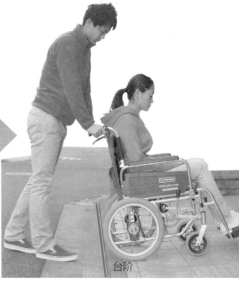

台阶

1 抬起前轮

用脚踩压后倾杆，利用杠杆原理把前轮抬起，越上台阶。

2 抬起后轮

将后轮推至台阶处，平稳地抬起后轮，越上台阶，继续前行。

照护的前提是安全

操控轮椅并不难，但如果方法不得当，有时会让受照护者感到恐慌。要留神道路上每一处细微的落差，适时照护。

下台阶时

1 确认身后情况

背对前进方向，确认身后没有障碍物。

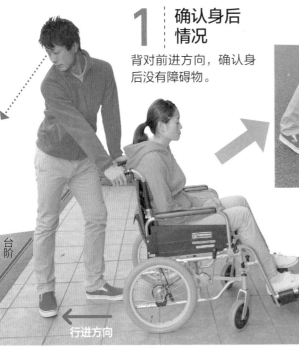

台阶

行进方向

2 先下后轮

以倒退方式行进，后轮先越下台阶。

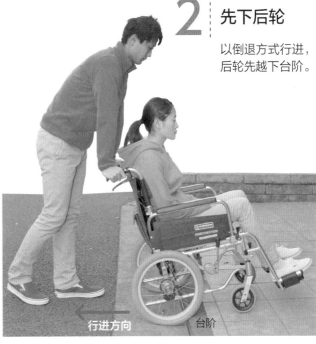

行进方向　　台阶

3 后下前轮

踩压后倾杆抬起前轮，后退，待前轮越过台阶后，放下前轮。

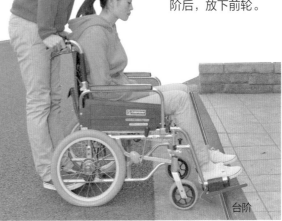

台阶

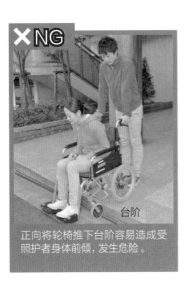

✕ NG

台阶

正向将轮椅推下台阶容易造成受照护者身体前倾，发生危险。

PART **2**

● 推轮椅的方法 〔照护〕

小提示　　为减轻受照护者身体方面的负担，事先要了解行程路况，尽量避开坡道和台阶。

5 从轮椅转乘汽车

照护

从轮椅转乘汽车，为了在行程中照顾方便，请将受照护者安排在副驾驶席。

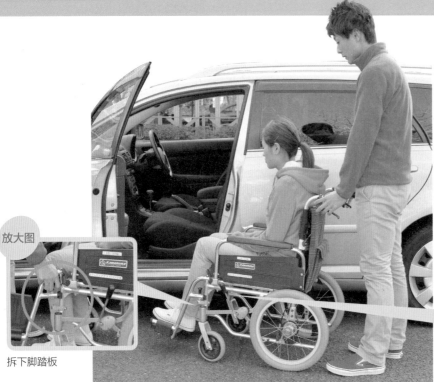

放大图

拆下脚踏板

1

将轮椅推至汽车旁

将轮椅推至车门前，刹住轮椅，拆下或抬起脚踏板。

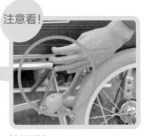

注意看！

拉起刹车

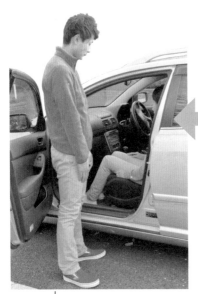

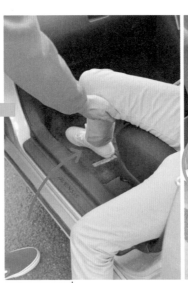

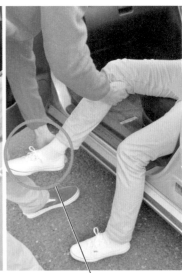

注意脚不要碰到车门框

5 完成！

用同一方式，将受照护者的另一只腿移入车内。

4 将腿移入车内

照护者一只手挽在对方腘窝处，另一只手托住其脚部，将对方的腿移入车内。注意受照护者的脚不要碰到车门框。

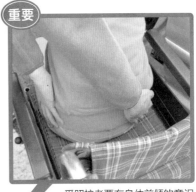

照护力UP! 桥本先生语

为方便受照护者乘坐,请勿在
副驾驶席上放置物品。

2 准备起身

确认副驾驶席上没有物品,受照
护者身体前倾,一只手抓住车门
内扶手,另一只手按住汽车座椅。

重要

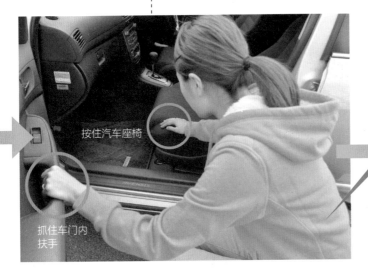

按住汽车座椅

抓住车门内
扶手

受照护者要有身体前倾的意识,
才能顺利起身。

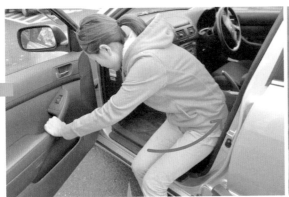

照护者

"请注意车门
框,不要碰头。"

注意此处

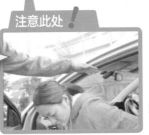

照护者要用手遮挡,
以免对方的头碰到
车门框。

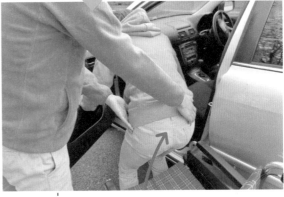

3 坐上汽车座椅

照护者扶住对方站起,助其转身
将臀部移入车内,待其坐稳后再
松手。

PART
2

从轮椅转乘汽车

照护

6 从汽车转乘轮椅

照护

帮助受照护者从汽车转乘轮椅。
把车门完全打开，留出转乘的活动空间。

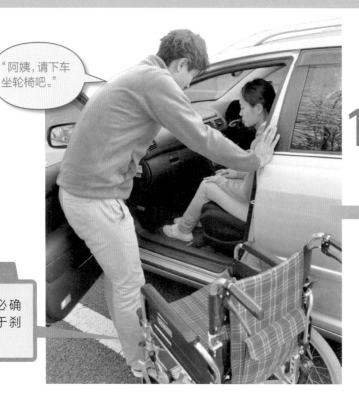

"阿姨，请下车坐轮椅吧。"

注意此处

照护者务必确认轮椅处于刹车状态。

1 打招呼

照护者打开车门，将轮椅推至车旁，固定好，打声招呼。

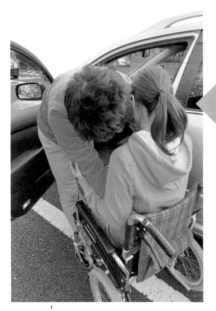

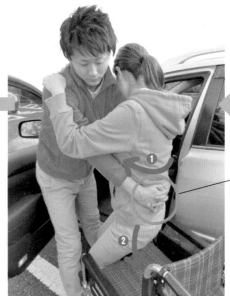

双手紧扣抱住对方

6 完成！

慢慢调整受照护者的姿势，使其坐稳。

5 坐上轮椅

❶ 受照护者身体回转，坐上轮椅。
❷ 照护者要始终用力紧扣双手，使对方慢慢坐下。

2 将腿移出车外

照护者托住受照护者的腘窝，先后将其双腿移出车外。注意受照护者的脚不要碰到车门框。

注意此处

为避免受照护者的脚碰到车门框，一定要先将其腿脚抬起，再移出车外。

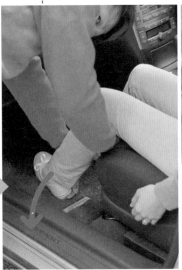
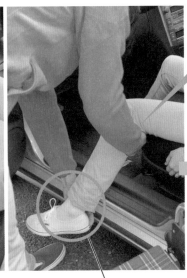

注意脚不要碰到车门框

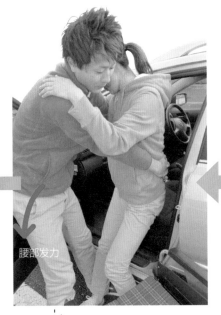

腰部发力

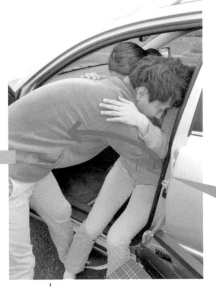

注意此处

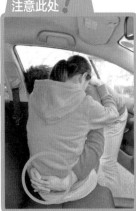

照护者要双手紧扣抱住对方的腰。

4 站起

照护者用力外拉，助对方起身。照护者需要注意的是不要用腕力，而是要腰部发力。

3 支撑住身体

受照护者两脚移出车外后，手要紧抱住照护者的肩膀，支撑住身体准备起身。

小提示 积极到户外活动对照护者与受照护者都有益。

1 行走

照护

人一旦不能行走，不仅生活半径缩小，肌肉的力量和体能也会下降。为避免卧床不起，可在照护下练习行走。

要慢慢移动身体重心

肌肉弱化，就会导致身体前倾，步幅变小。照护者要留心受照护者的步幅，嘱其慢慢挪动。

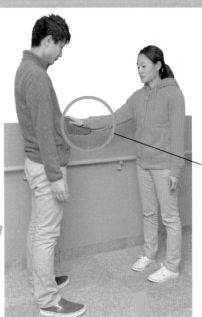

受照护者的双手先后抓住与照护者同侧的胳膊

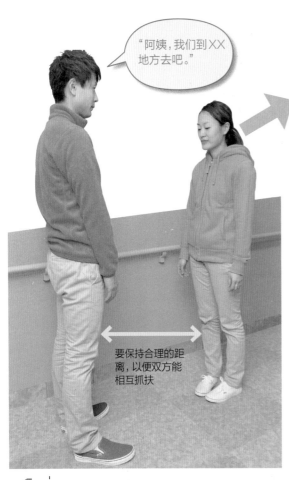

"阿姨，我们到××地方去吧。"

要保持合理的距离，以便双方能相互抓扶

1 打招呼

照护者目视对方，打声招呼，告知要去的目的地，使其有心理准备。

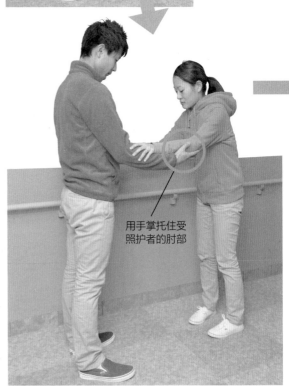

用手掌托住受照护者的肘部

2 抓住胳膊

照护者用手掌托住对方的肘部，嘱其抓住自己的胳膊。

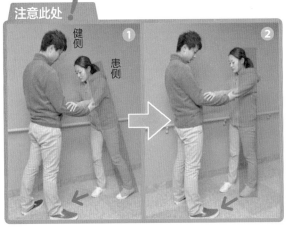

注意此处！

健侧

患侧

偏瘫患者要注意保持身体平衡，先迈健康一侧的脚，再迈患病一侧的脚。

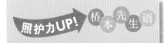

照护力UP！ 桥本先生语

如果受照护者身材矮小，照护者就要弯腰施助。

PART **2**

● 行走

照护

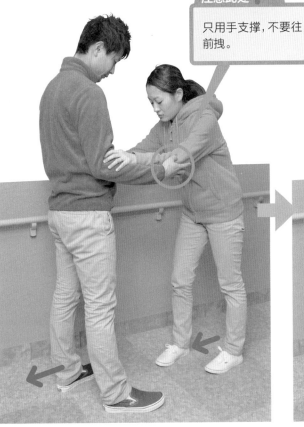

注意此处

只用手支撑，不要往前拽。

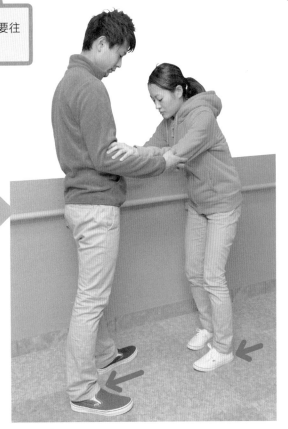

3 | 单脚向前迈出

受照护者单脚向前迈出，照护者与之同侧的脚后退。

4 | 再迈对侧脚

受照护者再迈对侧脚，照护者与之同侧的脚后退。步骤 3~4 的动作反复进行，一步一步地前进。

小提示 　步行时可根据受照护者的身体情况借助拐杖和步行器。

2 上下台阶

自理

没有电梯的情况下，需要步行上下楼梯台阶。要掌握上下台阶的方法，可以增加外出的机会。

上台阶

抓稳

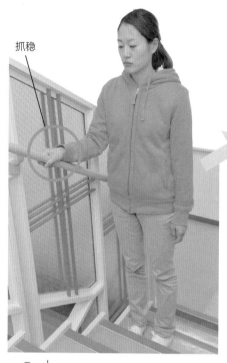

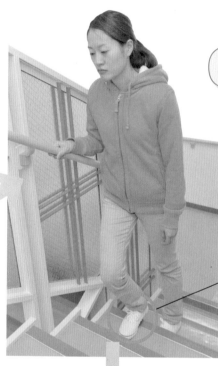

"请先抬扶手一侧的脚。"

照护者

2 迈扶手侧的脚

抬起扶手侧的脚，迈上台阶。

将身体重心放在该脚上

1 抓住扶手

抓住位于身体前方的扶手，而不是贴近身旁的。

✕ NG

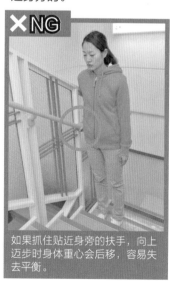

如果抓住贴近身旁的扶手，向上迈步时身体重心会后移，容易失去平衡。

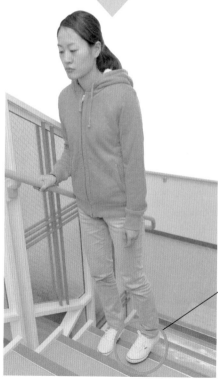

3 迈对侧脚

抬起对侧脚迈上台阶。步骤2和3的动作重复进行，一步一步地迈上台阶。

站稳

下台阶

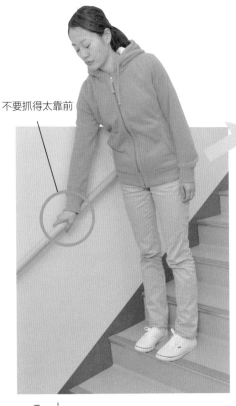

不要抓得太靠前

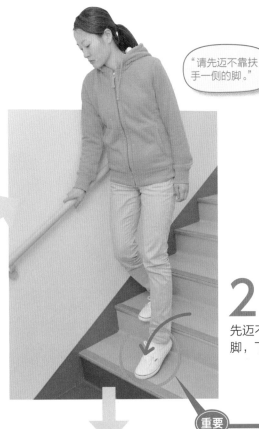

"请先迈不靠扶手一侧的脚。"

照护者

1 | ## 抓住扶手

和上台阶时一样，
向前抓住扶手。

2 | ## 先迈下一只脚

先迈不靠扶手一侧的
脚，下一级台阶。

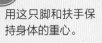

重要

用这只脚和扶手保
持身体的重心。

3 | ## 再迈下对侧脚

再迈对侧靠扶手一侧
的脚，下一级台阶，
双脚站稳。
步骤2和3的动作重
复进行，一步一步地
迈下台阶。

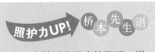

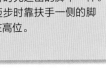

上下台阶时先迈出的脚不一样。
切记：迈步时靠扶手一侧的脚
要保持在高位。

下台阶时，如果扶手抓得太靠前，就容易导致身体前倾，发生跌落事故，很危险。

3 上下台阶

如果感觉一个人上下台阶有危险,就需要旁人照护。受照护者的动作与自理篇相同。

上台阶

1 手扶肩部和腰部

照护者一只手扶住对方的肩部,另一只手扶住其腰部。受照护者抓住前方的扶手。

"请迈扶手侧的那只脚。"

2 迈扶手侧的脚

照护者要配合对方的脚步,也先迈扶手侧的那只脚。

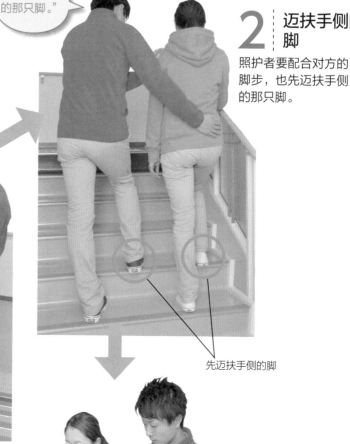

先迈扶手侧的脚

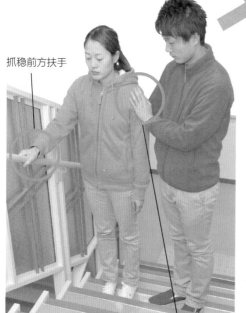

抓稳前方扶手

手扶肩部和腰部

放大图

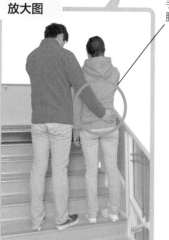

3 迈对侧脚

受照护者迈对侧脚,照护者同时迈步跟进。步骤2和3动作重复进行,一步一步地迈上台阶。

下台阶

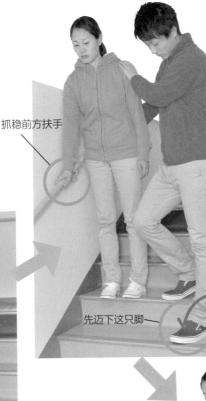

抓稳前方扶手

先迈下这只脚

2 | 先迈下
一只脚

照护者先迈下不靠近扶手侧的那只脚，受照护者再迈下与照护者同侧的脚。

1 | 手扶肩部和腰部

照护者一只手扶住对方的肩部，另一只手扶住其腰部。

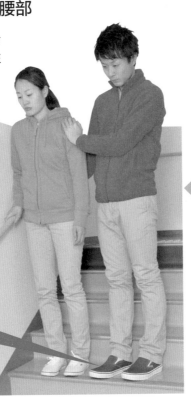

重要

下楼梯时，照护者要先迈下台阶。

3 | 再迈下对
侧脚

双方先后迈下对侧脚，站稳。步骤 2 和 3 的动作重复进行，一步一步地慢慢下台阶。

小提示　　照护者要时时牢记，自己先迈下台阶可以有效地避免受照护者身体失去平衡。

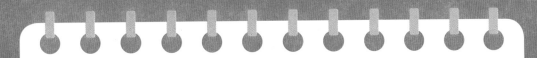

PART

3

饮食照护

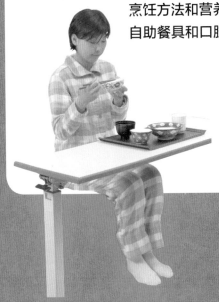

1 饮食的意义

饮食不仅可以为身体补充营养，维持生命活动，还能使人获得满足感和幸福感。

▌"食从口入"至关重要

食从口入，可以让人感受美食带来的乐趣，激发生存的欲望。

只要不是因为吞咽障碍*而不得不依赖管饲维持营养（➡第79页）的状态，就要尽量自己用嘴咀嚼食物，品尝美味，好好珍惜当下。

用嘴进餐的行为，可以调动身体的各种机能。

美食当前，可以眼观其状，鼻闻其味。当大脑确认是食物时，用手拿起餐具将食物送到嘴里，感受食物的味道，分泌消化液，调动胃肠等内脏的活动。

享受美味，就要用嘴进餐。如果吃不下就要考虑原因，想办法吃得更美味。良好的食欲，会让人充满活力，情绪高涨。

● 吞咽的原理

吃固体食物的时候，首先将入口的食物嚼碎，然后用唾液使其湿润变成食物团块被送到咽部。随后产生吞咽反射，喉头上升，喉头盖下降，食道前面的气管入口关闭，食物进入食道。进入食道的食物通过蠕动运动（食道舒缩移动食物）被送入胃中。

用嘴吃东西的行为要经过上述一系列的过程，因此，如果这个过程中出现问题，就会影响顺利吞咽，甚至造成呛食或误吸。

咀嚼和吞咽的步骤

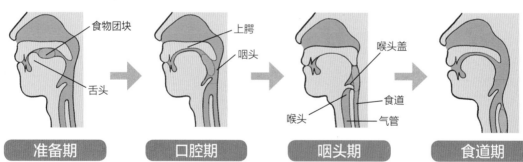

准备期	口腔期	咽头期	食道期
将食物送入口中嚼碎，与唾液混合，形成食物团块。	用舌头（从前到后依次按压上腭）将食物团块送入咽部。	食物团块从咽头进入食道。为了不让食物团块进入气管，喉头上升，喉头盖下降，堵住气管入口。	食物团块进入食道，经蠕动运动被送入胃中。

* 吞咽障碍：指咀嚼和吞入食物发生困难。

● 确认吞咽能力

人上了年纪，吞咽食物的能力就会衰退，容易出现呛食。不过，除了有吞咽障碍的重度瘫痪者以外，一般情况下老年人的吞咽力量还是存在的，所以轻易不要放弃用嘴进食。

有吞咽能力却无法顺利进食的时候，就要做相应的检查。改进的措施：和家人一起愉快地聊天，创造"有食欲的环境"；在菜式和烹饪上下功夫；纠正进餐时的姿势等。

检查吞咽能力

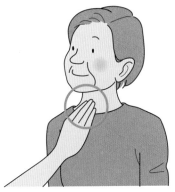

❶照护者将手指尖轻轻放在受照护者的咽喉部位。

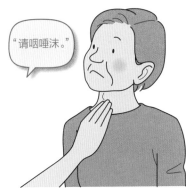

"请咽唾沫。"

❷提醒受照护者咽唾沫。

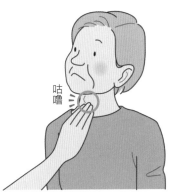

咕噜

❸确认咽唾沫时的喉结运动。如果喉结上提，就说明还有吞咽能力。

为了吃得香

且食材散发的季节感能激发食欲。可根据受照护者的喜好设计菜单，使其愉快地用餐。

1 和家人同桌进餐

在条件允许的情况下，受照护者最好能和家人一起同桌进餐，这样心情就会自然放松。这一点非常重要。

2 注意姿势，方便进食

调节餐桌、餐椅或轮椅的高度，让受照护者的姿势便于进食。

3 多吃应季食材

应季食材美味可口，营养丰富，而

4 菜品口感要好

根据受照护者的状态，在烹调方法上下功夫，尽量做到菜品口感柔软、顺滑。为了提升受照护者的食欲，食材的色彩搭配和摆盘也要考虑到。

5 食谱说明

在进餐环节，照护者要向受照护者说明提供的是什么菜品。特别是经过搅拌的难以分辨出原形的饭菜，通过对材料等进行充分说明，能更好地刺激受照护者的食欲。

2 进餐的姿势

如果进餐姿势不正确，就会影响吞咽，也容易造成误吸。
一定要坐姿端正，采取正确的姿势进餐。

▌确认正确的姿势

平时进餐时的正确姿势：身体自然前倾，微收下巴，把食物送入口中。这种姿势易于食物下咽，不容易引起呛食或误吸。

如果身体后仰，下巴抬起，则食物不仅很难咽下去，还可能进入气管，造成危险。

坐直上半身，就会强化进餐意识，所以即使平时是躺着的，进餐时还是尽可能坐在床上，以前倾的姿势进餐吧。这样还可以用自己的眼睛来确认自己在吃什么。

正确姿势的要点

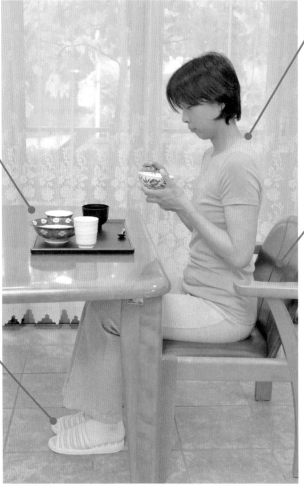

①

桌子的高度合适

桌子太高的话身体很难前倾。最佳高度是把手放在桌子上时，手肘弯曲成直角。

②

身体前倾

坐直，下巴微收起，身体稍微前倾。这样可以防止食物进入气管。

③

双脚着地

膝盖弯曲，两脚底牢牢地贴在地板上。如果椅子太高，脚不能着地，就要调节椅子高度或者换合适的椅子。

④

选择有靠背的椅子坐稳

在有靠背的椅子上深坐，姿势就会稳定。偏瘫的人身体难以保持平衡，就要使用有扶手的椅子。

 小提示 市面上出售的桌子和椅子大多是标准尺寸的，购买时一定要了解是否适合本人的身高。

坐姿不正容易导致误吸

坐到椅子上在餐桌上进餐，如果姿势不合理，就很难咽下食物，喉咙也会感到难受。

另外，如果躺在床上，或者只是稍微立起床头，抬起下巴进餐的话，由于气管关闭不及时，食物就容易进入气管，造成误吸。

为了防止误吸，保持前倾的姿势进餐是很重要的。

✕NG例

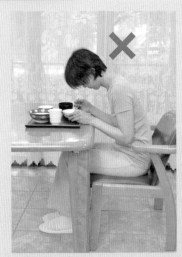

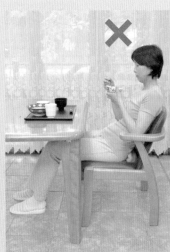

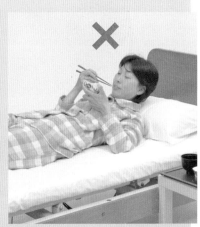

弓背姿势
进餐时，如果身体过分前倾形成弓背姿势，食物就容易进入气管，造成危险。进餐的正确姿势是身体稍微前倾，下巴微收。要注意椅子不能过高。

仰坐姿势
坐得太靠前，身体仰躺在靠背上，身体容易滑落，会造成全身紧张，引起误吸。另外，离桌面较远，进餐也不舒服。

仰卧姿势
躺在床上仰面进餐，食物容易在咀嚼之前就进入食道，可能阻塞食道。因为无法用眼睛确认自己在吃什么，所以进餐的乐趣也减半。

下述情况疑为 吞咽障碍

因为有吞咽障碍的人容易发生食物误吸的危险，所以这类人群应该吃切碎的食物。可以用下面的项目表来大致确认是否存在吞咽障碍。

☐ 进餐的时候经常会呛到或喉咙被食物卡住

☐ 饭后生痰，声音嘶哑

☐ 服药（药片）困难

☐ 吞咽费时间

☐ 进餐时间延长

☐ 无法吃完整餐

☐ 食物有时会从嘴里掉出来

☐ 体重减轻

☐ 时常呕吐

☐ 曾经发生过窒息

● 在床上进餐

坐姿很重要。

坐在床边，双脚着地，保持身体前倾。调整餐桌的位置和高度，营造一个方便进餐的环境。

躺在床上进餐的时候，因为看不清楚食物，不便吞咽，所以容易造成呛食或误吸。应根据本人的状态将床头立起，角度调整到60度以上，以便收起下巴，顺利进餐。

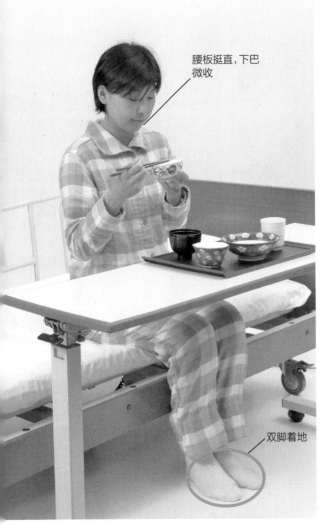

腰板挺直，下巴微收

双脚着地

双脚要稳稳地着地。脚无法着地的时候要调整床的高度，或者在脚下面放个小凳。手放在桌子上的时候，手肘应成直角，这样的高度姿势就会稳定。

使用活动桌

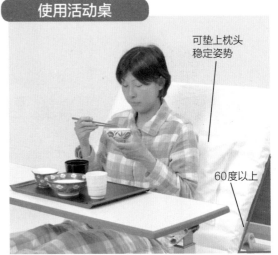

可垫上枕头稳定姿势

60度以上

进餐时，将床头立起，角度调至60度以上，上身微微前倾，下巴微收。可视情况在头后或背后垫上枕头或靠垫。

✕NG

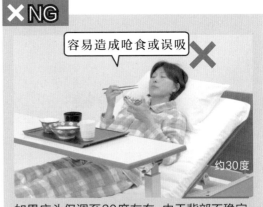

容易造成呛食或误吸 ✕

约30度

如果床头仅调至30度左右，由于背部不稳定，身体就难以前倾，且下巴上扬，看不清食物，会导致吞咽困难。

● 在轮椅上进餐

不方便转移到餐椅上进餐的人，可以坐在轮椅上进餐。一般的轮椅为了移动时保持稳定，椅背和座面会稍微倾斜，所以进餐的时候人体很难保持前倾的姿势。

如果受照护者不能保持前倾的姿势，就很难看到吃的东西，误吸的危险性增大。可以在其背后垫上靠垫使上半身直起，便于采取前倾的姿势。

近年来，也有根据身体状态组装的模块型轮椅，以及降低轮椅扶手，便于靠近桌子的桌用型轮椅，利于久坐。

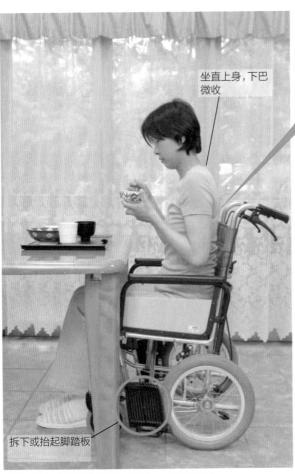

坐直上身，下巴微收

拆下或抬起脚踏板

刹住轮椅，并注意桌子与身体的间隔距离。

注意此处

如果桌面高于轮椅的扶手，进餐时就很不舒服。可浅坐，在背后垫上靠垫，使身体容易前倾，这样就舒服多了。

可调节式轮椅

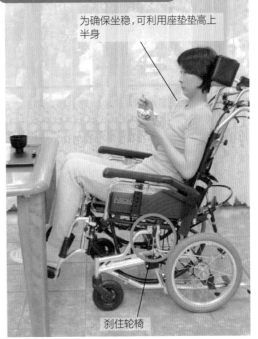

为确保坐稳，可利用座垫垫高上半身

刹住轮椅

如果受照护者无法坐稳，就需要使用可调节式轮椅。可以在背后垫个靠垫，尽可能地坐直上半身。

小提示　对于需要颈部用力支撑头部的人，为了便于吞咽，建议使用可调节式轮椅。

3 喂食的要点

在喂食的时候，首先要考虑的是如何让受照护者进食方便。

让受照护者开心进餐

只要受照护者能自己吃东西，照护者就要在旁边守护，不要责怪其进餐洒漏，即使多花些时间，也不要催促，保证受照护者用餐愉快。要使用适合受照护者身体情况和饭菜形状的自助餐具 (➡ 第 88 页)。

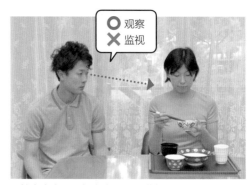

照护者坐在受照护者旁边看护进餐的整个过程。

● 照护者要坐在旁边

如果受照护者患有老年认知障碍或偏瘫，进餐不能自理，就需要进餐方面的帮助。在这种情况下，受照护者以身体前倾的姿势进餐仍然是基本要求。

如果照护者站着帮助其进餐的话，受照护者就得抬头看，无法保持前倾的姿势，难以吞咽食物。因此照护者应坐下来，从旁照护。

最好是并排而坐。相对而坐的话，受照护者会有一种被监视的感觉，无法静下心来进餐。

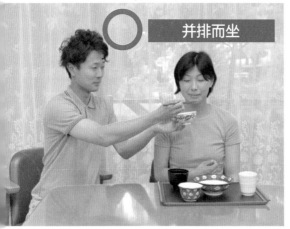

并排而坐

● 照护者用同样的视角关注进餐的过程，就容易理解受照护者的心情。
● 如果照护者自己也吃同样的菜品，就可以试着体会一下进餐的节奏。

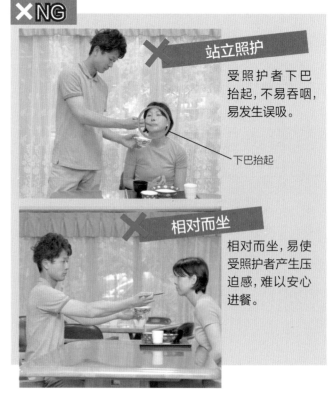

NG

站立照护

受照护者下巴抬起，不易吞咽，易发生误吸。

下巴抬起

相对而坐

相对而坐，易使受照护者产生压迫感，难以安心进餐。

● 要从"嘴巴下方""一点点"喂食

如果从受照护者的嘴巴上方给其喂食的话，对方就要抬头进餐，容易造成呛食或误吸。所以要用筷子或汤匙从对方的嘴巴下方往其嘴里喂食。

喂食时要配合对方的进食节奏，确定每一口的喂食量，确认食物每次都咽下，注意不要发生误吸。

❶一口食物以半汤匙的量为宜

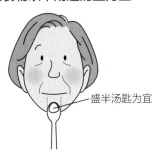

盛半汤匙为宜

根据受照护者嘴巴的大小来选择汤匙。汤匙要容易入口。确认对方想吃的食物，盛上半汤匙（3~8g）。

❷从嘴巴下方喂入口中

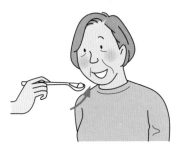

从受照护者嘴巴的下方喂饭。

❸向斜上方拔出汤匙

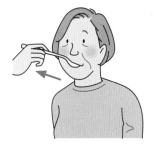

请对方闭口，将汤匙抵住上唇向斜上方拔出。一定要确认食物被咽下，再喂下一口。

PART 3 ● 喂食的要点

注意此处！

☐ 首先用温水湿润口腔。

☐ 连续喂饭有发生误吸的食物危险。每一口都要确认被咽下。

☐ 注意汤匙不要弄伤牙龈和嘴唇。

● 在床边喂食

侧卧位

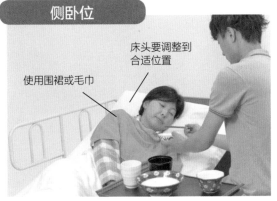

床头要调整到合适位置

使用围裙或毛巾

床头要调整到对方感到舒服的合适位置。瘫痪者的患侧要朝上，在健侧肩膀下垫枕头或靠垫固定。使用围裙或毛巾防止食物弄脏衣物和寝具。

仰卧位

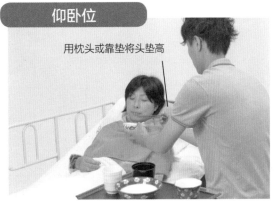

用枕头或靠垫将头垫高

仰卧位时受照护者的下巴会上扬，容易造成误吸。要用枕头或靠垫等物尽量将头垫高。使用围裙或毛巾防止食物弄脏衣物和寝具。

4 给残障者喂食

根据残障的部位和程度,选择容易吞咽的食物。
每一次喂食都要先确认口腔内的食物已被吞咽。

● 偏瘫患者和帕金森病患者的饮食照护

　　偏瘫患者和帕金森病患者的口腔、舌头和喉咙的肌肉无法正常活动,造成吞咽困难。

　　照护偏瘫患者时,要将食物从健侧的嘴角喂入。如果食物堆积在偏瘫的一侧口腔,就将患者的头向健侧倾斜一下。如果照护帕金森病患者,就要把食物从症状较轻的一侧喂入口腔。

　　喝饮料时,将头向健侧或者症状较轻的一侧稍微倾斜,这样更容易吞咽。

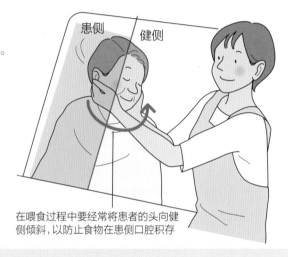

在喂食过程中要经常将患者的头向健侧倾斜,以防止食物在患侧口腔积存

● 视觉障碍患者的饮食照护

　　在照护视觉障碍患者时,可以把餐桌比作时钟的表盘,采取让他们感知餐具位置的"时钟定位法"。

　　例如,"5点的地方有鱼,7点的地方有米饭,10点的地方有酱汤",用表盘上钟点的位置来说明食物摆放的位置。

时钟定位法

食物的摆放位置借助时钟的表盘来加以提示。

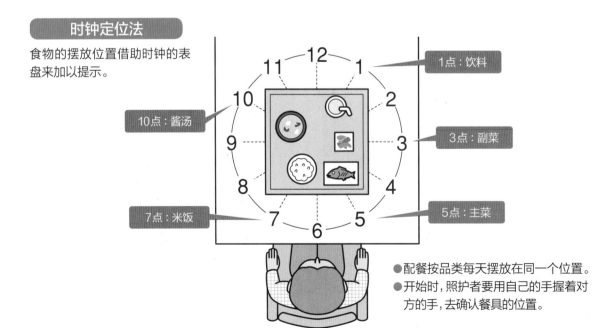

1点:饮料
3点:副菜
5点:主菜
7点:米饭
10点:酱汤

● 配餐按品类每天摆放在同一个位置。
● 开始时,照护者要用自己的手握着对方的手,去确认餐具的位置。

● 老年认知障碍患者的饮食护理

老年认知障碍患者常常记不住时间和地点。在帮助老年认知障碍患者进餐的时候，重要的是：坐的位置和配餐等摆放的位置每次都要相同，进餐的环境不要改变，以减少患者的困惑。

另外，包装纸、调味料包等要收拾好，以免患者误食。

老年认知障碍患者一般无法控制食欲，常常忘记已经吃过饭了，还想再吃。在这种情况下，要花点时间陪他进餐。吃完饭后餐具暂时不要收拾，原封不动放在那里。看着空了的餐具，他就会理解自己已经进餐了。不要指责他"明明吃过了还要吃"，也不要催促他。照护过程中始终要配合患者的生活节奏。

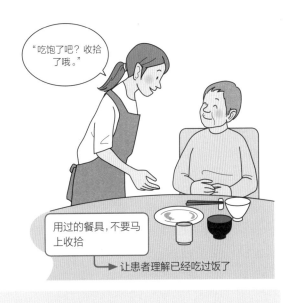

"吃饱了吧？收拾了哦。"

用过的餐具，不要马上收拾

→ 让患者理解已经吃过饭了

● 管饲患者的饮食护理

对因脑卒中失去吞咽反射的患者，以及无法从口腔进餐的患者，为了防止其营养不足，要使用管饲营养法。方法有两种，一种是插鼻饲管，用管子将流食或营养液从鼻腔灌入胃里；另一种是插胃管，在腹部造瘘，直接用管子把流食或营养液灌入胃里。

即使用鼻饲管和胃管喂食，也要让患者尽量和家人一起进餐。这有助于刺激其食欲，尽快恢复通过口腔进餐的状态。

鼻饲管

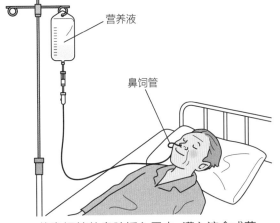

营养液

鼻饲管

将鼻饲管从鼻腔插入胃中，灌入流食或营养液。

胃管

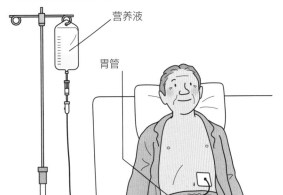

营养液

胃管

在腹部造瘘，直接将流食或营养液灌入胃中。

小提示 没有食欲的时候，也要保持口腔清洁。同时，要保持室内明亮整洁，营造轻松进餐的环境。

1 方便食用的烹饪方法

如果摄食和吞咽功能下降，食欲就会减退。
为了让食物更容易咀嚼、更容易吞咽，需要在烹饪上下功夫。

在烹调方法上下功夫，提升进餐能力

如果人的咀嚼能力衰退，或者假牙不合适的话，吃东西就没有胃口。另外，吞咽能力减退的话，进餐的时候容易呛食，增加误吸发生的概率。

因此，对于饮食出现问题的老年人来说，有必要在饮食的烹调上下功夫。

虽然要考虑食物的大小、硬度、黏度，但更重要的是要弄清楚进餐者的咀嚼力、吞咽力等具体情况。

可以将食物切成容易嚼碎的程度再进行烹饪，解决咀嚼能力下降的问题。

可以在软化、润滑、勾芡等方面下功夫，解决吞咽能力下降的问题。

另外，有些食材的形状不适于老年人食用（➡第 81 页），在选择时需要注意。

	易于咀嚼	易于吞咽
主食	● 将米饭煮软或煮成粥（全粥的水米比例为 5∶1） ● 将面条切成 3 ～ 5cm 长的段	● 糊状的粥（可以使用搅拌器）
主菜	**肉** ● 选择脂肪含量适中的部位，去筋（里脊肉、鸡腿肉等） ● 加热使其柔软 **鱼** ● 选择加热后仍保持形状、肉质柔软的种类（如鳕鱼、鲽鱼、沙丁鱼等）	**肉** ● 煮到可以用筷子夹断的柔软程度 **鱼** ● 选择加热后仍保持形状、肉质柔软的种类（如鳕鱼、鲽鱼、沙丁鱼等），稍微煮熟后用筛网过滤。
副菜	**蔬菜** ● 切断蔬菜纤维 ● 切块或去皮 ● 切成 5 ～ 8mm 的厚度 ● 煮软	**蔬菜** ● 煮软 ● 煮菜的话要煮到汤汁收汁 ● 勾芡成团 ● 挂糊拌匀

＊ 误吞----食物误入气管，可导致肺炎。

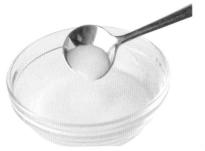
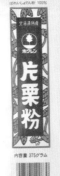

马铃薯淀粉（片栗粉）、玉米淀粉

● 在煮汤和炖菜的最后加入水溶马铃薯淀粉（水量一般是马铃薯淀粉的 2~3 倍），加热至黏稠。可根据个人的易咽程度调节黏稠度。

● 对放凉后变得水济济的菜品，可以使用玉米淀粉。

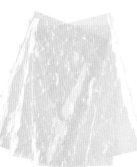

明胶

● 如果受照护者出现对水或茶等液体难以吞咽的情况，可以利用明胶将液体慢慢凝固，这样就容易咽下而且不被呛到。

● 没有明胶时也可用琼脂代替。不过琼脂容易在口中散开，会造成误吸，尽量避免使用。

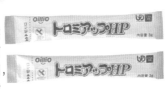
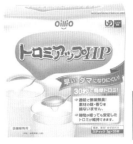

食物增稠剂

使用食物增稠剂可以方便地调节食物的黏稠度。根据制作不同的食物，要选择不同用途的食物增稠剂，如饮品用、汤品用等。

PART 3

● 方便食用的烹饪方法

必须注意的难吞咽食品

解决方案

粉状的、水分少的食物	如饼干、蛋糕、全熟鸡蛋、烤红薯等脆脆的、容易产生粉末的、水分少的食物，在口中无法形成食物团块，容易引起呛食。	将饼干、蛋糕等泡在饮料或汤里吃。将薯类食材捣成泥，或做成汤汁多的炖菜。
酸味强的食物	如醋拌凉菜、柠檬汁、饮用醋等，如果酸味过于强烈，就会刺激喉咙，造成呛食。	用高汤或温开水稀释后食用。
发黏的食物	如年糕、糯米团子等黏性较强，嚼不烂，容易造成噎食。	用小的白玉丸子等代替。
容易粘在口腔里的食物	如烤海苔、海带、威化饼干等食物会粘在上腭上，容易造成噎食。	把海苔、海带和威化饼干切成小块，泡在汤里吃。
含有固体食物的汤	如饮用味噌汤和玉米汤等加入配料的汤汁时，在咀嚼配料的同时，汤汁可能会进入气管造成误吸。	把汤汁和配料分别放入嘴里。
薄片食物	如生菜等绿叶菜和切成薄片的肉，因为没有厚度，所以较难嚼碎。	将叶子卷起来形成一定厚度；将切成薄片的肉从一端开始卷，卷出一定厚度；可以将数片菜叶或肉片重叠起食用。

● 食欲不振时的解决办法

重要

食欲不振时，"吃进去"比摄取营养更重要。

老年人由于摄食功能衰退和运动不足等原因，食欲下降，食量减少。摄取营养固然重要，但也不要过于勉强。从本人之前喜欢吃的食物或口感好的食物开始，一点点增加食量。

● 错开吃饭时间

早、中、晚，一天三次在固定的时间吃饭，这对于养成有规律的生活节奏是很重要的。可能每个人都有过到了吃饭时间却不觉得饿的情况。这种时候，可以试着改变一下吃饭的时间。

● 外出吃饭

考虑一下想吃什么，去附近的餐厅用餐也不错。不要光在家做着吃，偶尔出门到外面吃饭有助于刺激食欲。气氛变了，食欲也会相应改变。

● 聚餐或品尝应季食材

多创造色香味俱全的愉快的用餐机会，如每逢年节的聚餐。新鲜的应季果蔬也有助于刺激食欲。

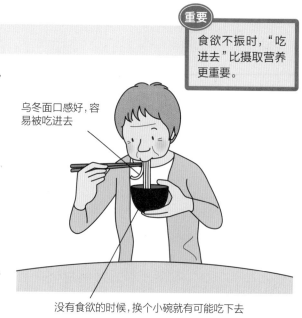

乌冬面口感好，容易被吃进去

没有食欲的时候，换个小碗就有可能吃下去

● 如何防止脱水

成年人一天所需的水分约为 2.5L，其中通过饮食等可以摄取约 1.3L。如果不注意及时补充水分的话，就有脱水的危险。

老年人常因为食欲不振等导致水分摄取不足，或者因担心上厕所而控制饮水，如此就容易脱水。老年人脱水一般没有自觉症状，较难被发现，所以很危险。

照护者一定要留意受照护者水分摄取是否充足。

老年人在饭后或吃点心的时候，要养成喝茶或饮水的习惯，自然就能补充水分，预防脱水。

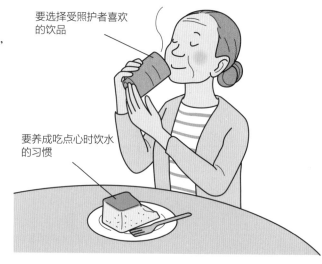

要选择受照护者喜欢的饮品

要养成吃点心时饮水的习惯

小提示 在补充水分的同时，还可以适当摄入咸海带之类的食物以补充盐分。

预防老年人营养不良

人上了年纪后，由于味觉下降和咀嚼吞咽功能减退，容易变得对吃饭没有兴趣。吃得少，也不愿意花精力采购食材和烹饪，饮食容易变得简单。其结果是不能充分摄取必要的营养素，身体陷入低营养状态。

一般来说，要了解个体营养状态，就要参考体重和血液中血清白蛋白的值，也可以根据皮肤和头发的状态以及身体其他的变化来判断（详见下表）。

■ 身体的营养不良表现

部位	症状
皮肤	皱纹、干燥、点状出血、色素沉着、没有光泽
毛发	没有光泽、干燥
眼睛	结膜、角膜干燥，玻璃体浑浊
口腔	口角炎、牙龈出血、溃疡、舌炎

注意此处

老年人即使自己的身体出现异常情况也不易察觉，所以照护者平时应该注意观察其身体有没有异常变化。

● 预防褥疮与营养补充

营养不良会增加发生褥疮的风险。优质的蛋白质、维生素、矿物质，是预防褥疮不可缺少的营养素。

因此，老年人每天保持营养平衡很重要。作为能量来源的主食、含有优质蛋白质的肉蛋以及富含维生素和矿物质的蔬菜等不可或缺。

富含蛋白质的食品

肉、鱼、蛋、牛奶、奶酪、

豆腐等

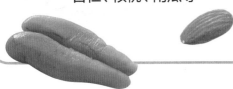

富含维生素 C 的食品

西兰花、油菜、

菜花、西红柿、

草莓、奇异果、橙子等

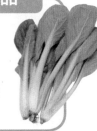

富含维生素 E 的食品

鳕鱼子、鳗鱼、葵花子油、

杏仁、核桃、南瓜等

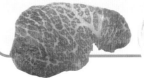

富含锌的食品

牡蛎、沙丁鱼、海苔、

裙带菜、牛肉、豆酱、纳豆等

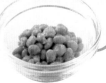

小提示 照护者在帮助老年人洗浴的时候，应注意观察对方皮肤和头发的状态。

2 容易咀嚼吞咽的照护餐

在食材的选择、切法、烹调上稍微下点功夫，使咀嚼和吞咽能力下降的人也能
安心地吃到美味的饭菜。

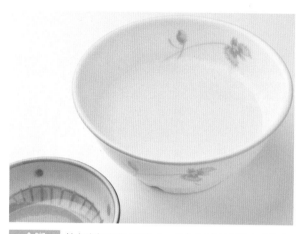

全粥　按照米与水的比例为 1 ∶ 5（或 6）的标准煮成的粥。

● 用普通锅煮（2 ~ 3 人份）

将 1/2 杯分量的米洗净，放入普通锅（如砂锅）中，加入
2.5 ~ 3 杯水，放置 20 ~ 30 分钟。盖上盖子，用中火加热，
水沸后从锅底开始搅拌，然后半开盖，转小火煮 40 分钟，
即可关火，再闷 5 分钟。

● 用电饭锅和家人的米饭一起做（1 人份）

将 1/5 杯米和 1 杯水同时倒入较深的小盆中，放置 20 ~ 30
分钟后，再移入电饭锅中央，和家人的米饭一起做。

青菜鸡蛋乌冬面

向喜欢吃面的老年人推荐暖身可口的青菜鸡蛋乌
冬面。也可以按照个人喜好配上胡萝卜、蘑菇，煮
到软烂容易吃的程度。

[材料]（1 人份）

乌冬面…130g	菠菜…20g
葱…10g	┌ 高汤…1 杯
鸡蛋…1 个	A ├ 酱油…1/2 小勺
花面筋…2 个	└ 味淋…2 小勺

[做法]

❶ 将乌冬面在开水中焯烫后，滤去水分，切成 3cm
长的段。

❷ 将菠菜煮熟后，沥干水分，切成 2 ~ 3cm 长的
段；葱切成葱花。

❸ 在锅中加水烧开，放入步骤①的乌冬面，煮到面
条可以用舌头压碎的程度时，把水倒掉，加入调
匀的 A，转小火煮 2 ~ 3 分钟，然后加入鸡蛋、
花面筋、步骤②的葱花，转大火加热。

❹ 将步骤③煮好的食材装盘，再放入步骤②的菠菜。

稀米粥

这款粥也适用于味觉减退的人。如果配上风味
十足的味噌或开胃小菜，就会使人食欲大增。

[材料]（1 人份）

全粥 … 3/4 杯

虾味味噌或鲷鱼味噌或开胃小菜 … 适量

[做法]

❶ 在全粥中加入少量开水，放入搅拌机中搅拌。

❷ 根据喜好选择搭配虾味味噌、鲷鱼味噌、开胃
小菜。

小贴士

根据食客的咀嚼能力、吞咽能力，可以将软米饭添加
一定量的水煮成所需的米糊，也可用搅拌机搅拌。不
过，为避免误吸的危险，最好做成稀粥（软米饭与水
的比例为 1 ∶ 10 ~ 12）。

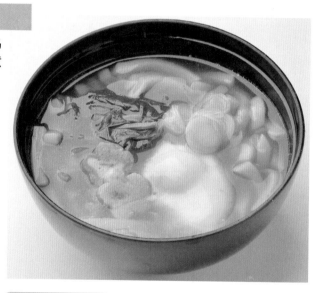

小贴士

吃汤面的话，面和汤汁容易进入气管造成误吸。要将面条切
成 3 ~ 5cm 长的段，煮到能用舌头压碎的程度。为避免被
汤汁呛到，可以用淀粉稍微勾芡一下。

萝卜泥煮青鱼

萝卜泥可以去掉青鱼特有的腥味。将鱼肉煮到软烂,连皮带肉,一拨就碎。

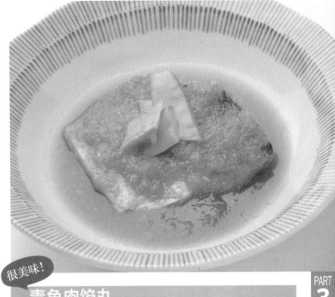

[材料](1 人份)

青鱼…60g　　　　白萝卜…50g

A ┌ 高汤…2/3杯　　荷兰豆…5 g
　├ 酱油…2小勺
　├ 砂糖…1小勺
　└ 味淋…1小勺

[做法]

① 将青鱼切下 2 片完整的带皮鱼肉,淋上热水。

② 将白萝卜去皮,磨成泥,稍微挤去水分;将荷兰豆煮熟后切成 2 ~ 3 块。

③ 将调匀的 A 在锅中煮开,将步骤①切下的鱼肉鱼皮朝上并排放入锅中,倒入水,用中火煮。

④ 待鱼肉煮到软烂后,放入步骤②的白萝卜泥,转大火再次煮开后关火。

⑤ 将步骤④做好的菜品盛入碗中,再放入步骤②的荷兰豆。

小贴士

煮鱼时如果汤汁少的话,鱼肉会干巴巴的,不太好吃,所以汤汁要做得多一些。加入白萝卜泥,有助于提高汤汁的黏稠度,使其变得容易被吞咽。

很美味!

青鱼肉馅丸

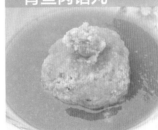

将青鱼如上述一样煮熟后,剁烂成泥,加入少许高汤,团成形状均匀的肉丸。

将肉丸盛入碗中,浇上加入了白萝卜泥的汤汁,然后放入煮熟后切好的荷兰豆。

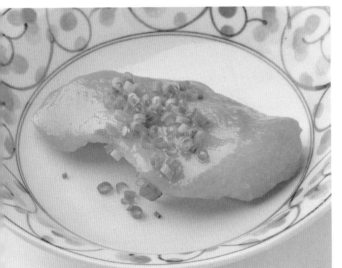

酱蒸鲽鱼

淡白色的鲽鱼肉和甜香的味噌非常搭配。 也可选择加热后鱼肉也不会太紧实的鳕鱼或鲷鱼。

[材料](1 人份)

鲽鱼（去皮、去骨）　　　┌ 白味噌…1/2小勺
　…60g　　　　　　　A ├ 味淋…少许
小葱…5g　　　　　　　├ 砂糖…1/2小勺
　　　　　　　　　　　　└ 酒…1/2小勺

[做法]

① 将A调匀,小葱切成碎末。

② 在鲽鱼肉上均匀地抹上步骤①的A,然后放入容器中,用蒸锅蒸8 ~ 10分钟。

③ 蒸好后在鲽鱼肉上撒上步骤①的小葱碎末。

小贴士

蒸鱼是很平常的一道菜品。像这样蒸鱼,可以把鱼肉做得软软的。蒸好后,可以直接将味噌汁浇在鱼肉上。如果想更入味的话,可取味噌酱稍加勾芡后浇上。

PART **3**

● 容易咀嚼吞咽的照护餐

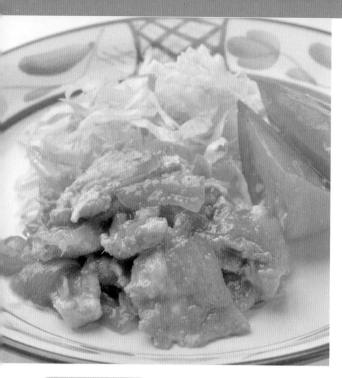

猪肉生姜烧

把猪肉焯烫一下，和洋葱一起炒，肉会变得软嫩，还有甜味，很受欢迎。

[材料]（1 人份 ）

猪里脊肉…50g	
洋葱…30g	淀粉…适量
油…适量	西红柿…2 个

A ┌ 酱油…1/2小勺
  │ 姜泥…1/4小勺
  │ 味淋…适量
  └ 水…适量

生菜…15g

[做法]

① 将猪里脊肉切去筋，用刀背拍一下，切成3cm的长条；将西红柿焯水去皮，切成8块；生菜切丝。

② 将肉条放入沸水中，快速焯一下，捞出沥干水分。

③ 将洋葱横切成两半，再切成薄片。

④ 在平底锅中将油热好，放入洋葱片翻炒，然后加入调匀的A，搅拌均匀。

⑤ 将步骤②的肉条放入步骤④的锅中拌炒，肉条蘸上酱汁后，用淀粉勾芡。

⑥ 将锅中食材盛入盘中，配上步骤①的生菜和西红柿。

小贴士

将肉切成薄片时，要记得将瘦肉与脂肪之间的筋切除。用刀背仔细敲打肉片，使其纤维散开，容易咬得动。西红柿要用开水焯烫一下，将皮去掉。

炸鸡块

把鸡腿肉炸得很脆，洒上酱汁，搅匀后使炸鸡变得软润，便于吞咽。添加新鲜蔬菜，保证营养均衡。

[材料]（1 人份 ）

鸡腿肉（去皮）…60g	卷心菜（切丝）…20g
面粉…适量	
鸡蛋…适量	
油…适量	

A ┌ 酱油…1小勺
  │ 砂糖…2/3小勺   通心粉沙拉
  └ 酒…适量

水溶马铃薯淀粉…适量

通心粉沙拉 ┌ 通心粉…2g
          │ 黄瓜…5g
          │ 胡萝卜…3g
          │ 火腿…3g
          │ 煮鸡蛋…3g
          └ 蛋黄酱…1/4小勺

[做法]

① 将鸡腿肉切成一口大小，浇上鸡蛋液，撒上薄薄的面粉，拌匀后放入170度的油汤中炸。

② 将调匀的A放入锅中煮开，再用水溶马铃薯淀粉进行勾芡。

③ 将炸好的鸡块放入步骤②的锅中搅拌后，与切成丝的卷心菜、通心粉沙拉一起装盘。

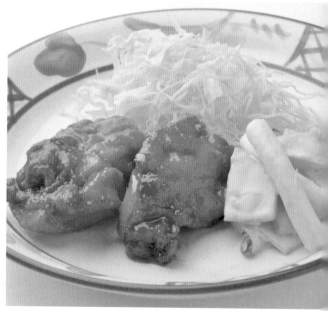

小贴士

将鸡腿肉去皮，切成块，下锅炸好后趁热浸在酱汁里，这样炸鸡块就会松脆适口，易嚼，易咽。

筑前煮

这是一道膳食纤维含量丰富的炖菜。要注意仔细地切断食材的纤维，让人咬起来更容易。

[材料]（1人份）

鸡腿肉…20g　　　西兰花…5g
竹笋…15g　　　　油…适量
胡萝卜…15g　　　高汤…1杯
牛蒡…15g　　　　酱油…2/3大勺
莲藕…10g　　　　砂糖…1小勺

[做法]

❶ 将鸡腿肉带皮切成小块。

❷ 将竹笋、莲藕切成薄片，胡萝卜、牛蒡切成小块。将西兰花煮熟后掰成2～3朵。

❸ 将步骤②中的竹笋煮30分钟，牛蒡煮40～50分钟。

❹ 在锅中放油烧热，放入鸡腿肉煸炒，然后加入步骤③的竹笋、牛蒡和步骤②的莲藕、胡萝卜，翻炒均匀。

❺ 在步骤③的锅中加入高汤，撇去浮沫，煮30分钟左右，再加入酱油、砂糖煮一煮，即可关火。将锅中食材盛入碗中，用步骤②的西兰花装饰。

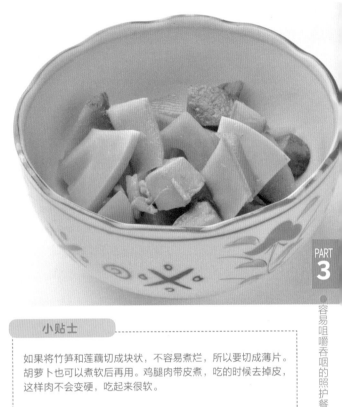

PART
3

容易咀嚼吞咽的照护餐

小贴士

如果将竹笋和莲藕切成块状，不容易煮烂，所以要切成薄片。胡萝卜也可以煮软后再用。鸡腿肉带皮煮，吃的时候去掉皮，这样肉不会变硬，吃起来很软。

南瓜小煮

用小火慢煮，让南瓜入汁变软，口感更好。

[材料]（1人份）

南瓜…70g　　　　砂糖…1小勺
水…1杯　　　　　酱油…1小勺

[做法]

❶ 将南瓜切成一口大小，放入锅中，加水烧开。

❷ 锅中加入砂糖、酱油，盖上锅盖，用小火煮7～8分钟，使南瓜软到可以用舌头压碎。

小贴士

南瓜的皮很硬，可以把皮剥得厚一点。

1 自助餐具的选择方法

选择方便使用的自助餐具,开心用餐。

自助餐具有助于提升食欲

手不能正常活动的人,吃饭会有压力,也就容易变得没有食欲。使用自助餐具可以改善饮食习惯,产生自主用餐的成就感,让吃饭成为一件乐事。一定要确认餐具重量、尺寸和功能是否适合使用,务必选择使用方便的自助餐具。

汤匙、叉子、筷子和多功能汤匙

根据手指的活动程度和口的大小来选择。手患有麻痹症的人和握力弱的人,应该选择粗柄的和特制的餐具。

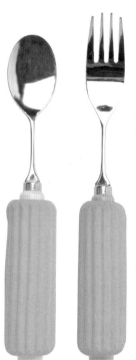

方便使用的汤匙和叉子

带有海绵柄套的餐具,即使握力弱的人和手指不容易弯曲的人,也容易抓住。

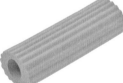

也有单独出售的海绵柄套,可以套在牙刷、梳子等手柄较细的用具上,方便握持。

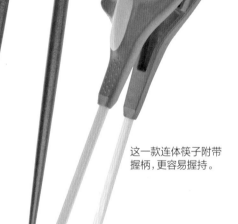

连体筷子

由于弹簧的作用,即使手指无法进行细微动作的人也能轻松使用这种筷子。

这一款连体筷子附带握柄,更容易握持。

多功能汤匙

两把汤匙用弹簧连接起来,就可以"舀""夹""切""插",发挥汤匙、筷子、刀叉的功能,没有握力的人也能轻松使用。

餐具、餐垫

最好选择盘底内侧有斜度、外侧有防滑条,单手就能端起的盘子。

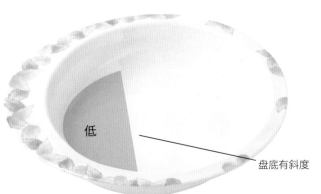

低

盘底有斜度

易于进食的盘子

盘子底部内侧要有斜度,一侧较深,可以把食物聚在一起便于舀起,而无需倾斜盘子。盘底外侧有防滑条,即使单手操作盘子也不易移动。

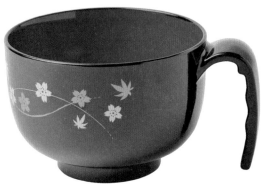

带手柄的汤碗

带有大型手柄,可以防止碗掉落。

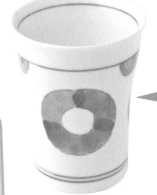

注意此处!

选择杯子时要考虑使用者的吞咽能力、手的功能等,防止饮水时误吸或洒漏。

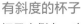

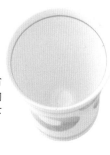

有斜度的杯子

杯子内侧有一定斜度,适合饮水时头和脖子不便后仰的人,也适合在仰卧的状态下使用。

防滑餐垫

只能单手吃饭的时候,铺上防滑餐垫,可以防止餐具移动或滑落。

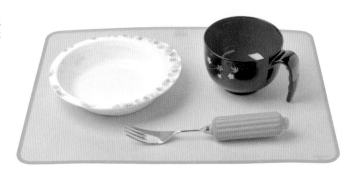

 小提示　在餐桌上,照护者要注意引导受照护者心情愉快地进餐。如果让对方感到压力,就会影响其食欲,务必注意。

2 口腔护理和假牙保养

口腔护理不仅可以保持口腔清洁，让人心情舒畅，还可以预防细菌感染，保持正常味觉。

▌饭后口腔护理有益健康

如果口腔内残留食物残渣，就容易滋生细菌，所以饭后要用牙刷刷牙或保养假牙，彻底清除污垢。

尽量让受照护者自己刷牙，不易刷到的部分，由照护者帮助清理。

如果受照护者不便到洗面台前刷牙，可以坐在床上进行，把床头抬起，保持上身坐起的姿势。要注意不要造成误吸。

口腔护理不仅可以清洁口腔，还有助于保持正常的味觉，提升咀嚼、发声等口腔功能。因此，应该每天积极地进行口腔护理。

● 刷牙的基本方法

口腔护理的基本方法是通过刷牙去除易引起蛀牙的牙垢和食物残渣。把牙刷像铅笔一样拿在手上，慢慢移动，一颗牙一颗牙地刷。不要太用力，轻轻刷就可以了。重点清理口腔内容易藏垢的地方。

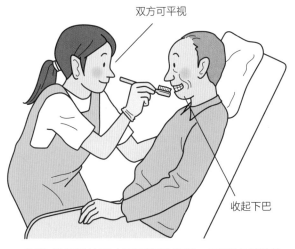

双方可平视

收起下巴

照护者要保持双方可平视的姿势。受照护者微收下巴，如果下巴上扬的话，就容易误吸洗液和唾液。

口腔中容易藏垢的地方

A 齿与齿之间
用牙缝刷清理牙齿间的食物残渣

B 牙龈与唇之间、上腭
用棉签清理

C 舌头表面
用牙刷或棉签轻轻擦拭舌苔

刷牙的方法

A 将牙刷垂直于牙齿的侧面，轻轻横向刷牙。

B 牙龈与唇之间以及上腭，用棉签轻轻擦拭清理。牙齿和牙齿之间用牙缝刷仔细地刷。

C 舌头表面的白色舌苔是导致口臭的原因，用牙刷或棉签轻轻擦拭清理即可。

无法使用牙刷的情况

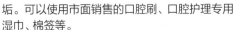

无法使用牙刷的时候，可以用纱布沾上漱口水，仔细擦拭牙齿、牙龈、舌头及口腔其他部位的污垢。可以使用市面销售的口腔刷、口腔护理专用湿巾、棉签等。

● 假牙的保养

　　假牙容易积存食物残渣，引起口臭和口腔细菌感染，所以要用牙刷仔细刷洗，保持清洁。

用流水冲洗

全口假牙

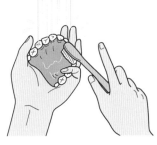

❶取下假牙，用一只手牢牢握住，另一只手用牙刷均匀地刷，然后仔细冲洗干净。

❷从牙龈向牙齿方向笔直地刷洗，清除牙缝中的食物残渣。使用专用的牙刷更方便（参见下方照片）。

半口假牙

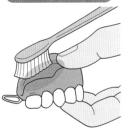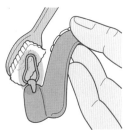

假牙的边缘和牙槽部分容易积垢，要仔细清洗。

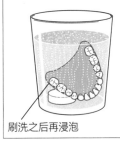

刷洗之后再浸泡

注意此处！

- ☐ 对假牙单靠洗液浸泡无法保证充分清洁，必须刷洗才行。
- ☐ 不能用热水清洗假牙，以免其受热变形。
- ☐ 不能用研磨粉刷洗假牙，以免损伤假牙表面。
- ☐ 晚上就寝时要摘下假牙，放在清水中浸泡，以免干燥变形、变色。

● 口腔护理用品

　　市面上销售的口腔护理用品多种多样，如口腔护理专用湿巾和假牙专用牙刷等，可以根据个人的情况选用适合自己的，确保口腔健康。

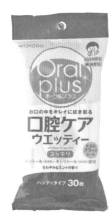

口腔护理专用湿巾

用于擦拭口腔，保持清洁。用后无需漱口，适用于吞咽障碍的人。

口腔刷

前端有个海绵刷子，用于清除牙龈、上腭及口腔黏膜上的垢物。

假牙专用牙刷

手柄方便握持，能够有效地清除假牙上的污垢。

家庭照护 咨询台 ①

Q 喜欢散步的祖母得了老年认知障碍。因为担心她迷路走失，所以就应限制她外出吗？

A 如果老人长期待在家里，身心状态就会下降，认知功能会进一步退化。为了避免发生危险，可以由家人陪同一起散步。

Q 我担心在照护过程中发生腰痛或肩周炎。有哪些有效的预防方法呢？

A 首先，要掌握正确的照护方法，减轻自身的负担。有机会的话，参加相关的讲座学习，向专家多多请教。其次，坚持做广播体操和伸展运动，对预防腰痛和肩周炎也有效。

Q 何谓"照护抑郁症"？如何应对？

A 照护抑郁症是因照护工作产生的压力而引起的"抑郁状态"，主要表现为失眠或过度睡眠、食欲不振、情绪低落等。出现这种情况的时候，需要暂时告别照护工作，调整身心，尽快振作精神。可以把需要照护的家人托付给养老机构。平时多参加家庭照护者之间的聚会，交流心得，是排解压力，预防抑郁的好方法。

Q 父亲喜欢吃肉。不过，对老年人来说，还是粗茶淡饭有益健康吧？

A 肉是一种很重要的营养食材。如果老人体重没有超标，也没有特殊疾病的话，还是不要改变多年形成的饮食习惯吧。但是要注意平衡饮食，对鱼、鸡蛋、豆制品、蔬菜、水果等的摄取也不可忽视。

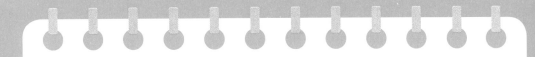

PART

4

保持身体清洁的
照护

1 穿圆领衫（偏瘫患者） 自理

穿圆领衫免去了系扣子的麻烦，基本原则是"从患侧穿，从健侧脱"。

原则上"穿患脱健"。

●自己能做的事自己做

偏瘫患者只要掌握了要领也能自己换衣服。自己能做的事尽量自己做，实在做不到再求助别人。

●选择穿脱方便的衣服

衣服要选择穿脱方便的材质和款式，有助于患者自理。这一点很重要。

●基本原则是"从患侧穿，从健侧脱"

偏瘫患者穿衣服时从瘫痪侧（患侧）开始穿，脱衣服时从非瘫痪侧（健侧）开始脱，这样穿脱衣服就很容易。这简称为"穿患脱健"，是穿脱衣服时所遵循的基本原则。

健侧 ←|→ 患侧

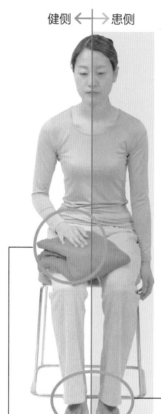

双脚平稳着地

圆领衫的下摆朝向自己

"阿姨，请穿上圆领衫吧。" 照护者

1 坐正，将圆领衫置于膝盖上

身子坐正，双脚着地，将圆领衫置于膝盖上。要分清圆领衫的前后，下摆朝向自己。

注意此处
将衣服舒展开再穿就方便多了。

"请从身体不方便的一侧开始穿袖子。" 照护者

2 穿患侧袖子

用健侧的手掀起圆领衫下摆，给患侧手臂穿上袖子。

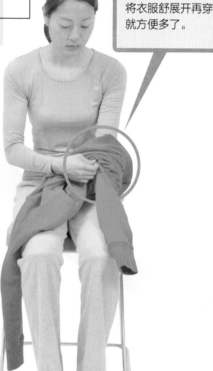

94

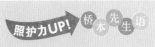

T恤衫和运动衫等，只要无需扣扣子，穿脱就会轻松。为了便于套头，最好选择面料有弹性的或尺寸稍微大一点的款式。

6 完成！

用健侧的手拉拽下摆，将衣服整理平整，穿衣完成。

5 穿健侧袖子

将健侧的手臂伸入袖中。

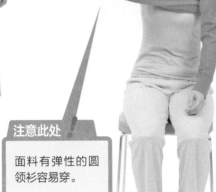

注意此处

面料有弹性的圆领衫容易穿。

4 套头

低头，撑开领口，从脖子上往下套，让头部露出来。

3 拉起袖子

将袖子拉到肩头。

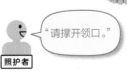
"请撑开领口。"

照护者

2 脱圆领衫（偏瘫患者）

自理

单手将圆领衫从头上脱的时候，可能会脱手或卡住头部。不要着急，慢慢来，保持稳定的姿势。

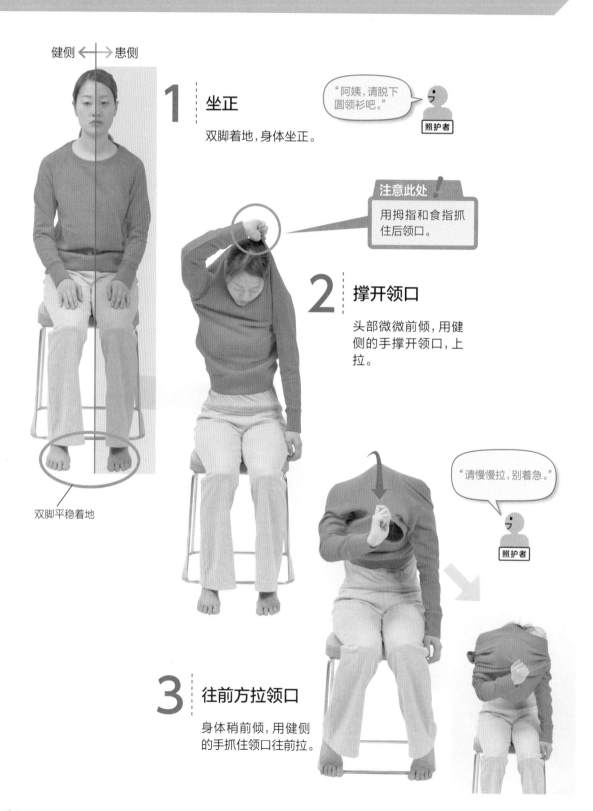

健侧 ←→ 患侧

双脚平稳着地

1 坐正

双脚着地，身体坐正。

"阿姨，请脱下圆领衫吧。"

照护者

注意此处

用拇指和食指抓住后领口。

2 撑开领口

头部微微前倾，用健侧的手撑开领口，上拉。

"请慢慢拉，别着急。"

照护者

3 往前方拉领口

身体稍前倾，用健侧的手抓住领口往前拉。

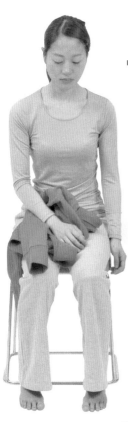

7 完成！

衣服被完全脱下才算完成。双脚稳稳地贴在地板上支撑上身，不要摇晃。

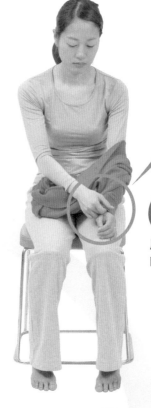

注意此处
用健侧的手拉拽。

6 脱患侧袖子

用健侧的手将患侧的袖子脱下。

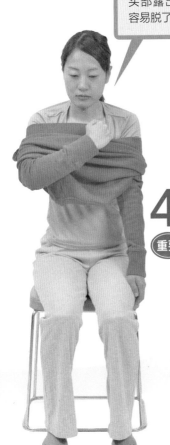

注意此处
头部露出，袖子就容易脱了。

4 露出头部

重要 让头部露出来，注意不要卡住。

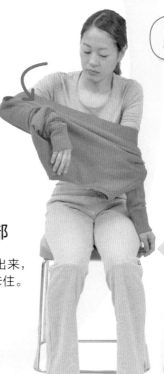

"请先从健侧脱袖子。"

照护者

5 抽出健侧手臂

将衣服继续往前拉，顺势抽出健侧的手臂。

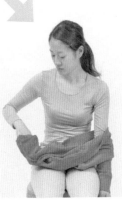

3 穿开衫睡衣（偏瘫患者）

自理

穿脱开衫睡衣也适用"穿患脱健"的原则。
必须习惯单手解扣系扣，学会自理。

健侧 ⟷ 患侧

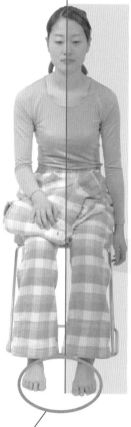

双脚平稳着地

1 坐正，展开睡衣

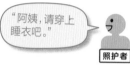
"阿姨，请穿上睡衣吧。"
照护者

双脚着地，保持坐姿平稳，用健侧的手展开睡衣，准备穿衣。

2 穿患侧袖子

用健侧的手将患侧手臂穿入袖中，并将睡衣上拉到肩头。

上拉

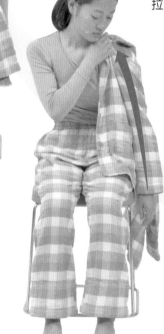

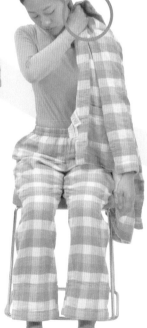

"请将睡衣上拉到肩头。"
照护者

照护力UP! 桥本先生语

对偏瘫患者来说，系扣子是穿衣的难点，不得不经常求助旁人。如果多动动脑筋，将扣子和扣眼改制得稍大些，或者换成魔术贴扣，就轻松多了。

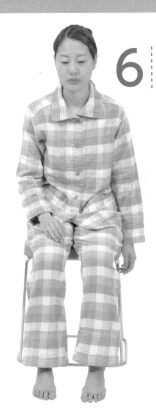

6 完成！

坐稳，把睡衣的褶皱拉平，就完成穿衣了。

"请慢慢来，不要系错扣子的位置。"

照护者

5 系扣

用健侧的手从上往下依次系好扣子。

注意此处

确认扣子不要系错位置。

注意此处

自己做不到的时候，可求助旁人。

抓紧睡衣，防止掉落

4 穿健侧袖子

将健侧的手从睡衣肩口伸入袖中，同时手臂稍微往前上方伸展，直到穿好袖子。

3 披上睡衣

用健侧的手将睡衣从背后拉到健侧，披在肩上。

4 脱开衫睡衣（偏瘫患者）

选择面料伸缩效果好，稍微宽松一点的睡衣，穿脱起来会更轻松。

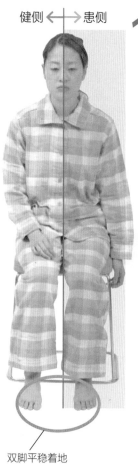

健侧 ←—→ 患侧

双脚平稳着地

1 坐正

双脚着地，身体坐正。

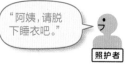

"阿姨，请脱下睡衣吧。"

照护者

2 解扣子

用健侧的手自上而下依次解开扣子。

注意此处

单手解扣子比较费劲，要慢慢来。实在困难的时候，可求助旁人。

重要

慢慢向后甩肘，便于下一步抽出手臂。

3 从健侧肩膀开始脱

重要

用健侧的手掀开睡衣前襟，从健侧的肩膀开始脱衣。

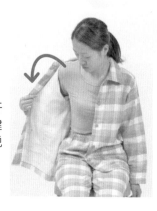

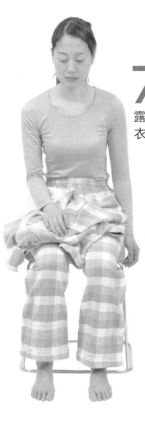

7 完成！

露出患侧手臂，脱衣完成。

6 脱下患侧袖子

脱下患侧的睡衣袖子。

注意此处
步骤5和6的动作都要由健侧的手来完成。

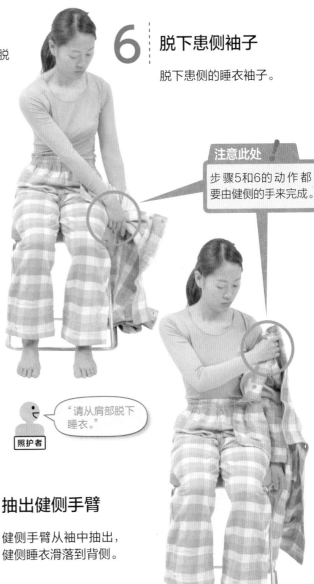

"请从肩部脱下睡衣。"

照护者

抽出肘部后脱衣就容易了

4 抽出健侧手臂

健侧手臂从袖中抽出，健侧睡衣滑落到背侧。

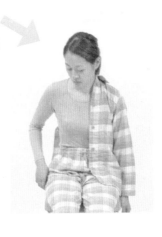

5 从患侧肩部脱下睡衣

用健侧的手抓住还挂在患侧肩部的睡衣，将其脱下。

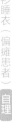

5 穿睡裤（偏瘫患者）

自理

穿脱睡裤也遵行"穿患脱健"的原则。因为穿脱睡裤时身体重心发生移动，容易失去平衡，要防止跌倒。

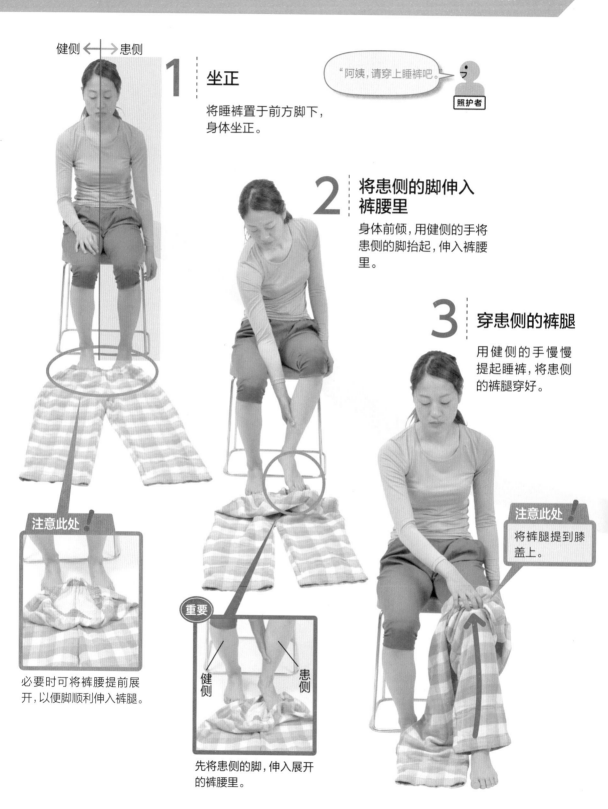

健侧 ←→ 患侧

1 坐正

将睡裤置于前方脚下，身体坐正。

"阿姨，请穿上睡裤吧。"

照护者

2 将患侧的脚伸入裤腰里

身体前倾，用健侧的手将患侧的脚抬起，伸入裤腰里。

3 穿患侧的裤腿

用健侧的手慢慢提起睡裤，将患侧的裤腿穿好。

注意此处

必要时可将裤腰提前展开，以便脚顺利伸入裤腿。

重要

健侧   患侧

先将患侧的脚，伸入展开的裤腰里。

注意此处

将裤腿提到膝盖上。

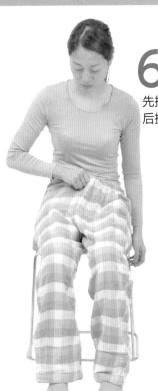

6 | 完成!

先把裤腰提到臀部,然后提到腰部,完成。

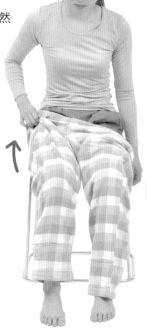

重要

要注意身体平衡。

将裤腰慢慢提起

5 | 提起裤腰

左右挪动臀部将裤腰慢慢提起。

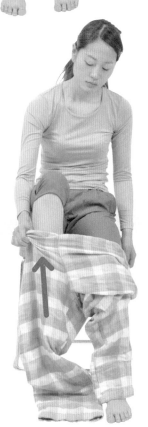

4 | 穿健侧裤腿

将患侧的裤腿提到膝盖上,再穿健侧的裤腿。

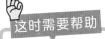

这时需要帮助

身体不便前倾时

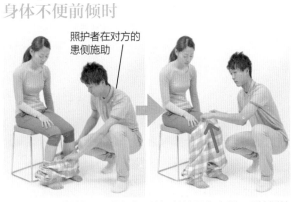

照护者在对方的患侧施助

如果身体无法前倾,不能提起睡裤,就按照先患侧、后健侧的顺序,自己把脚尖伸进裤腰里,由照护者帮助把睡裤提到膝盖上。

6 脱睡裤（偏瘫患者）

自理

想单手一下子脱掉睡裤不是一件容易的事。
应该左右交替移动重心，抬起臀部，慢慢脱下。

健侧 ←→ 患侧

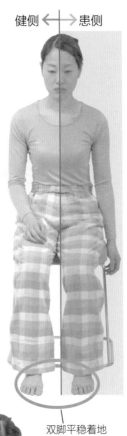

"阿姨，请脱下睡裤吧。"

照护者

1 坐正

两脚着地，身体坐正。

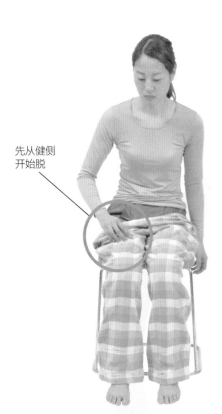

先从健侧开始脱

双脚平稳着地

4 抽出健侧的脚

将健侧的裤腿脱至脚踝处，抽出脚。

"请抽出健侧的脚。"

照护者

2 脱健侧裤腿

用健侧的手拽住裤腰，先从健侧开始脱裤腿。

3 把睡裤拉到膝盖附近

在椅子上左右移动重心，使臀部抬起，一点点褪下睡裤，露出臀部。

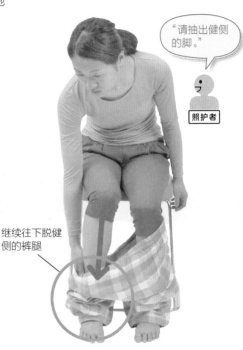

继续往下脱健侧的裤腿

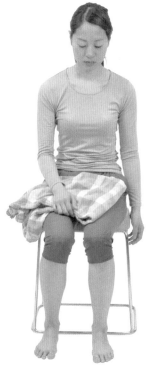

7 完成!

两脚平稳着地。

6 抽出患侧的脚

用健侧的手将患侧的脚从裤腿中抽出之后,再将其慢慢放下。

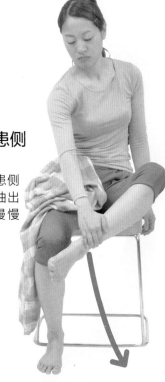

5 脱患侧裤腿

用健侧的手抬起患侧的脚,放在健侧的膝盖上,从裤腿里抽出脚。

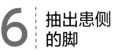

用健侧的手把患侧的脚抬至健侧的膝盖上

这时需要帮助!

身体不能前倾时

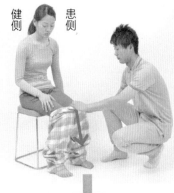

健侧　患侧

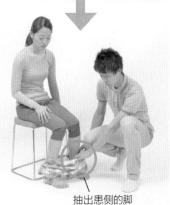

抽出患侧的脚

身体前倾困难时,可以自己将睡裤脱至膝盖处,然后由照护者帮助脱至脚跟处,并将患侧的脚抽出,健侧则自己来。

✕NG

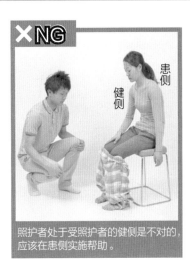

患侧

健侧

照护者处于受照护者的健侧是不对的,应该在患侧实施帮助。

PART **4**

● 脱睡裤(偏瘫患者) 自理

1 营造安全沐浴的环境

沐浴有保持皮肤清洁、促进血液循环等效果，但也潜藏着跌倒、溺水等危险。要设法营造安全沐浴的环境。

安全适用的浴室

为了给老年人或受照护者创造一个可以安全沐浴的环境，最先考虑的就是"防止跌倒"。

要将浴室入口的门设置为推拉式或向外打开，门口不要有台阶。在墙上安装扶手，在容易滑倒的地方铺防滑垫。可帮助使用者出入浴缸的清洗台或沐浴凳椅，要与浴缸的边缘高度一致。

半嵌入式的浴缸是最理想的。它稳固，长度适中，人坐在里面，膝盖微弯曲，脚尖和后背正好分别抵住浴缸两端。

不必进行大规模的改造，只要利用好清洗台或沐浴凳椅，通常使用的浴缸也能营造出安全舒适的环境。

● 安全的浴室

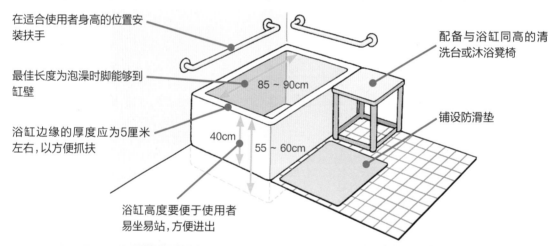

在适合使用者身高的位置安装扶手

最佳长度为泡澡时脚能够到缸壁

浴缸边缘的厚度应为5厘米左右，以方便抓扶

85 ~ 90cm

40cm

55 ~ 60cm

配备与浴缸同高的清洗台或沐浴凳椅

铺设防滑垫

浴缸高度要便于使用者易坐易站，方便进出

● 有效地利用现有的浴缸

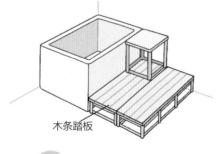

木条踏板

❶浴缸外铺上木条踏板，将整个地面抬高。在踏板上放上与浴缸高度相同的淋浴凳椅。

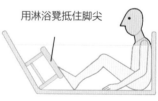

用淋浴凳抵住脚尖

❷在一端有一定坡度的浴缸中，如果姿势难以稳定，就应反方向坐浴。可将凳子放进缸内，用脚尖抵住。

补充

■更衣室要确保足够的空间，方便更衣。必须保证安全，可采用木制防滑地板。必须配备洗完澡休息用的椅子，安装支撑身体用的扶手。

■安装合适的洗面台，以便使用者自己梳洗。

沐浴前的准备

在日常生活中，很多受照护者都期待着能经常好好泡个澡，这样既能够放松心情，也能提高自己的生活欲望。

话虽如此，但洗澡会消耗大量体能，同时还会增加受照护者身体的负担。为了安全起见，在沐浴前要做好充分的准备，如确认受照护者的身体状况等。

□ 确认身体状况

● 观察受照护者的脸色是否有异常。
● "感觉身体怎么样？"确认受照护者的健康状态。
● 测试受照护者的体温、血压和脉搏。

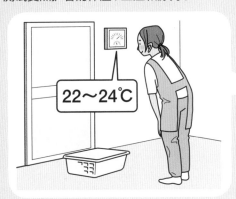

22~24℃

□ 上厕所

● 受照护者沐浴前先上厕所，避免沐浴引发尿意。
● 沐浴出汗会流失水分，必须事先补充水分。

□ 避免空腹或饭后立即入浴

● 用餐前后一小时内，应避免沐浴。
● 老年人在深夜和清晨时段沐浴易引发心脏疾病，应避免沐浴。冬季里，应选择中午温暖的时间段沐浴。

□ 浴室要预热

● 要注意更衣室与浴室间的温度差。浴室的温度要调至与更衣室相同（22~24℃）。

入浴后的照护

受照护者沐浴后要确认其身体状况，如是否不舒服、是否头晕等。然后仔细擦干身体，避免着凉。

观察皮肤的状态，如果感觉干燥的话就做保湿护理。

沐浴会消耗相当大的体力，所以最好在更衣室稍微休息一下再离开。

□ 擦干身体

● 回到更衣室，仔细擦干身体。
● 使用吹风机时，应注意温度要适中。

□ 保湿护理

● 观察皮肤有无伤口、出疹等。
● 干性皮肤的人要涂保湿霜。

□ 补充水分

● 根据个人体质，补充1～2杯水。

涂保湿霜，同时观察皮肤状态

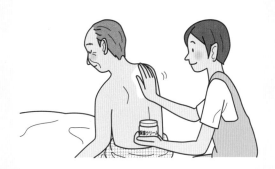

2 冲洗身体

自理 照护

在进入浴缸前先清洗身体。如果条件允许的话，尽可能让受照护者自己洗。

● 清洗背部（自理）

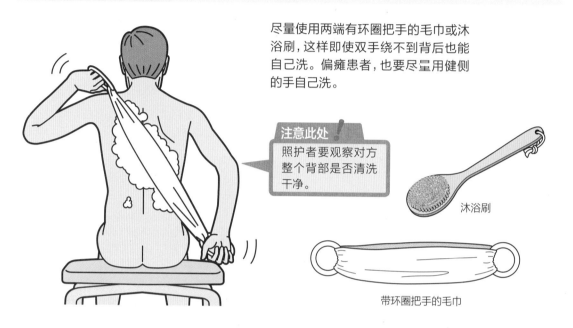

尽量使用两端有环圈把手的毛巾或沐浴刷，这样即使双手绕不到背后也能自己洗。偏瘫患者，也要尽量用健侧的手自己洗。

注意此处
照护者要观察对方整个背部是否清洗干净。

沐浴刷

带环圈把手的毛巾

● 清洗臀部（自理）

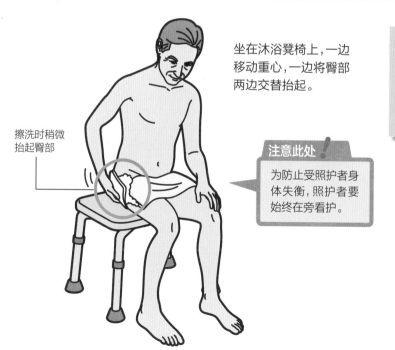

坐在沐浴凳椅上，一边移动重心，一边将臀部两边交替抬起。

擦洗时稍微抬起臀部

注意此处
为防止受照护者身体失衡，照护者要始终在旁看护。

照护力UP! 桥本先生语

因为是清洗敏感部位，所以即使是偏瘫患者，如果健侧的手能力可及，也要尽可能自己动手。

108

● 清洗上肢（照护）

偏瘫患者健侧的上肢难以自己清洗，所以要由照护者施助。无论是健侧还是患侧，都要先慢慢分开其手指，然后仔细清洗手指缝隙。

● 清洗下肢（照护）

让受照护者坐在沐浴凳椅上，保持姿势稳定。照护者将其脚后跟托起，仔细清洗脚踝和脚趾间隙等易积污垢处。

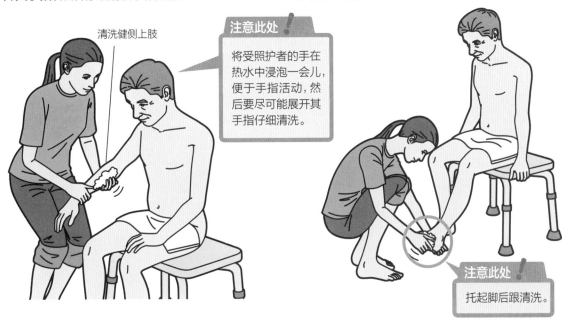

清洗健侧上肢

注意此处！
将受照护者的手在热水中浸泡一会儿，便于手指活动，然后要尽可能展开其手指仔细清洗。

注意此处！
托起脚后跟清洗。

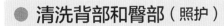

● 清洗背部和臀部（照护）

清洗背部的顺序是从颈部到腰部，再从腰部到颈部。清洗臀部的时候，受照护者应借助扶手或浴缸的边缘支撑身体，也可以双手撑在沐浴凳椅上。

重要
照护者单手托住受照护者的身体，从旁站立清洗。

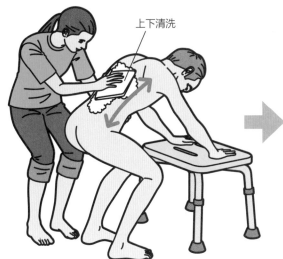

上下清洗

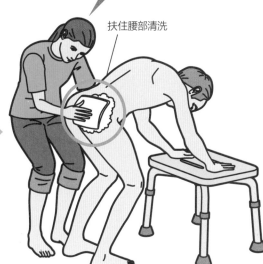

扶住腰部清洗

小提示 手指间隙、颈部周围、腹部的皮肤皱褶、腋下、女性乳房下面等地方容易堆积污垢，要仔细清洗。

PART **4**

● 冲洗身体 **自理** **照护**

3 进入浴缸

自理

如果有效地借助与浴缸高度相同的沐浴凳椅，虚弱无力的老年人和偏瘫患者也能自己入浴。

1 坐在沐浴凳椅上
在沐浴凳椅上坐稳

重要
沐浴凳椅要与浴缸同高，紧贴浴缸放置。偏瘫患者使用沐浴凳椅时，要注意让健侧的身体靠近浴缸。

2 手扶住浴缸边缘
手扶住浴缸边缘，将身体靠在浴缸上。

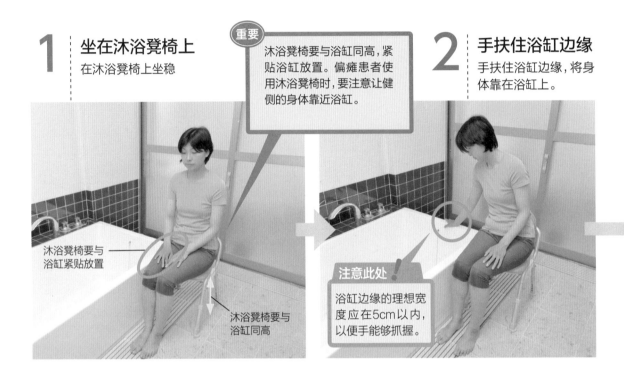

沐浴凳椅要与浴缸紧贴放置

沐浴凳椅要与浴缸同高

注意此处
浴缸边缘的理想宽度应在5cm以内，以便手能够抓握。

移动手的位置

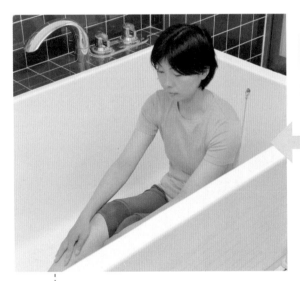

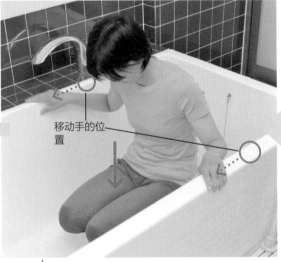

8 完成！
待臀部完全坐到浴缸底部后，双手松开浴缸边缘，开始洗浴。

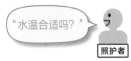
"水温合适吗？"

照护者

7 臀部下沉
移动抓握浴缸边缘的手的位置，同时顺势将臀部慢慢下沉，坐入浴缸。

偏瘫患者应先将健侧的脚迈入浴缸，然后用健侧的手将患侧的脚抬起放入浴缸。

3 一只脚先迈入浴缸

手扶住浴缸边缘，支撑住身体，挪动臀部，将一只脚迈入浴缸。

4 再放入另一只脚

手扶住浴缸边缘，转移重心，将另一只脚放入浴缸。

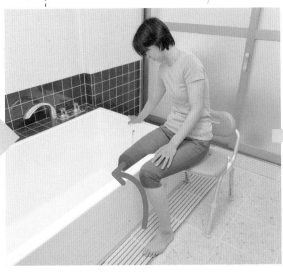

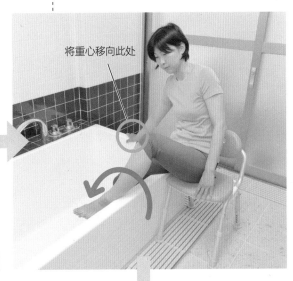

将重心移向此处

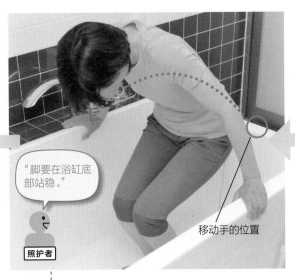

"脚要在浴缸底部站稳。"

照护者

移动手的位置

抓稳

6 身体进入浴缸

用手抓住浴缸另一侧的边缘，双脚在浴缸底部站稳，保持半蹲的姿势。

5 将臀部挪到浴缸边缘

双脚进入浴缸后，身体前倾，将臀部挪到浴缸边缘。

PART 4

进入浴缸　自理

小提示　如果浴缸边缘紧靠墙壁，可考虑加装扶手。

4 进入浴缸（偏瘫患者）

照护

借助沐浴凳椅入浴，方法与自理相同。
照护者要在患者的患侧扶住其腰和背，让其安心入浴。

1 打招呼

照护者在确认患者在沐浴凳椅上坐稳后，向其打声招呼："请进浴缸洗澡吧。"

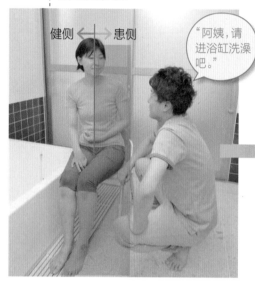

健侧 ←→ 患侧

"阿姨，请进浴缸洗澡吧。"

2 手扶住浴缸边缘

患者用健侧的手抓住浴缸边缘，照护者支撑住其腰部，以免身体摇晃。

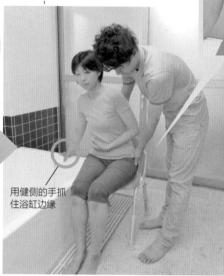

放大图

用手掌轻轻撑住患者腰部两侧，请勿用力抓。

用健侧的手抓住浴缸边缘

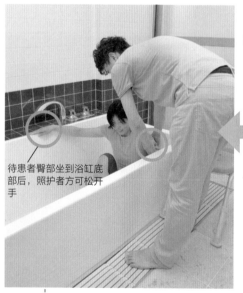

待患者臀部坐到浴缸底部后，照护者方可松开手

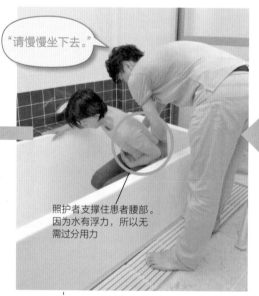

"请慢慢坐下去。"

照护者支撑住患者腰部。因为水有浮力，所以无需过分用力

8 完成！

患者臀部坐到浴缸底部之后，照护者松开手。患者松开抓住浴缸边缘的手，开始洗浴。

7 慢慢坐下

患者保持前倾姿势慢慢坐下。照护者要支撑住对方的腰部。

3 将健侧的脚迈入浴缸

手抓住浴缸边缘支撑住身体进入浴缸。因为容易失去平衡，所以需要照护者从背后撑住。

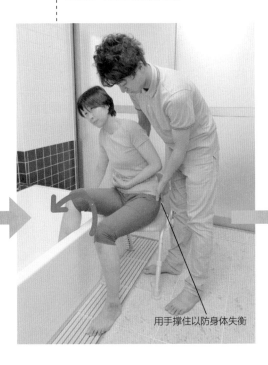

用手撑住以防身体失衡

4 将患侧的脚移入浴缸

将患侧的脚移入浴缸。如果不能自己做的话，就由照护者将患侧的脚抬起放入浴缸：一只手扶住患者背部，另一只手托住其患侧的脚，抬起来，慢慢地放进浴缸里。

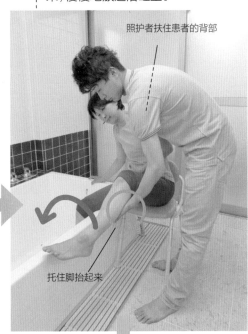

照护者扶住患者的背部

托住脚抬起来

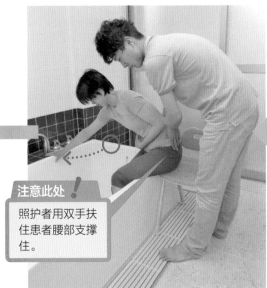

注意此处！
照护者用双手扶住患者腰部支撑住。

6 将身体移入浴缸

确认患者的双脚踩住浴缸底部后，照护者将患者抓扶浴缸的手移到浴缸的另一侧，并让其身体保持前倾姿势。

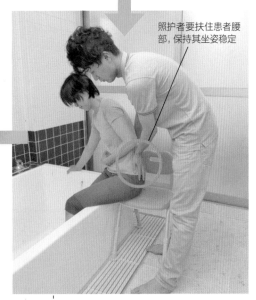

照护者要扶住患者腰部，保持其坐姿稳定

5 坐在浴缸边缘

待患者双脚进入浴缸之后，照护者挪动患者的臀部，使其坐到浴缸边缘上。照护者要扶住患者的腰部，使其保持坐姿端正。

5 在浴缸中的姿势

浴缸里的水有浮力,容易坐不稳。
泡澡时要身体前倾,保持稳定。

● 身体能保持前倾姿势时(自理)

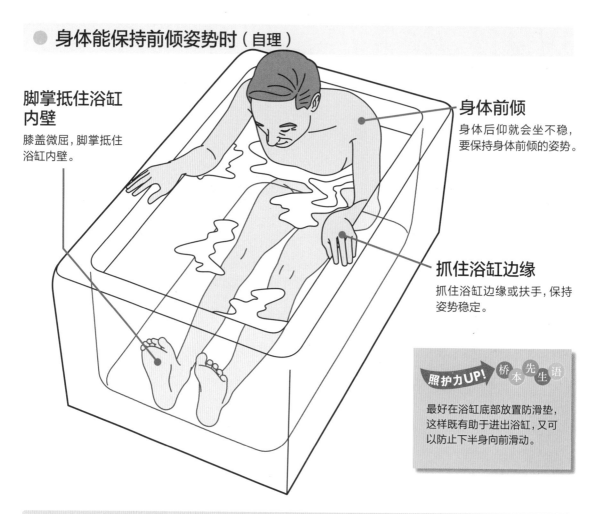

脚掌抵住浴缸内壁

膝盖微屈,脚掌抵住浴缸内壁。

身体前倾

身体后仰就会坐不稳,要保持身体前倾的姿势。

抓住浴缸边缘

抓住浴缸边缘或扶手,保持姿势稳定。

照护力UP! 桥 本 先 生 语

最好在浴缸底部放置防滑垫,这样既有助于进出浴缸,又可以防止下半身向前滑动。

● 身体无法保持前倾姿势时(照护)

受照护者身体后仰时,照护者要从其背后用双手将臀部向后拉,使之身体前倾,并用手撑住其背部以保持姿势稳定。

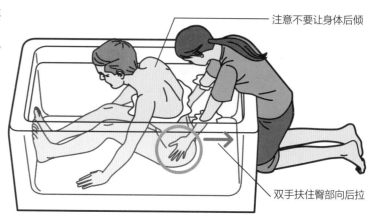

注意不要让身体后倾

双手扶住臀部向后拉

● 身体侧倾时（自理）

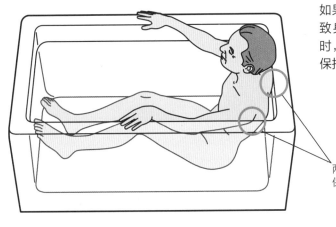

如果因为浴缸宽敞或沐浴者身体矮小，导致身体侧倾，或因偏瘫而身体发生倾斜时，就要利用浴缸的一角，将身体靠住角落，保持略微前倾的姿势，两肩抵住浴缸边缘。

两肩抵住浴缸边缘，
保持姿势稳定

● 浴缸较宽敞时（自理）

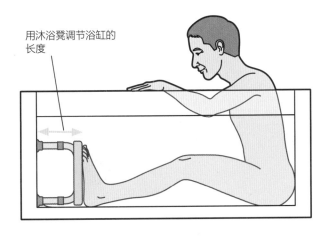

用沐浴凳调节浴缸的
长度

如果浴缸长度较大，或者沐浴者身材矮小，脚无法够到缸壁的话，可以把沐浴凳横着放进去，以缩小浴缸的长度。沐浴凳最好选用凳脚带吸盘而且可以调节高度的款式。

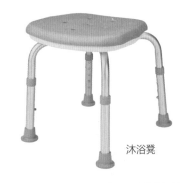

沐浴凳

● 浴缸较深时（自理）

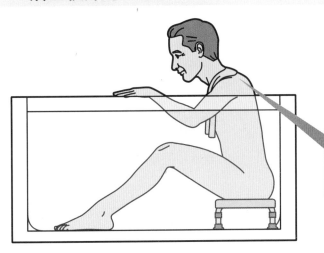

如果浴缸太深，或者身体浮起无法采取前倾姿势，可以在浴缸中放入沐浴凳椅，坐在凳椅上。虽然这样可能泡不到肩膀，但姿势稳定，也便于出浴缸。

注意此处

身体感觉冷的时候，可在肩膀处搭上毛巾。

6　出浴缸　　

在浴缸内，身体前倾，臀部自然上扬，就可以顺利站起来。
用自己的力量，借助水的浮力作用更容易站起来。

1　抓住浴缸边缘

两手抓住浴缸边缘，收起双腿。
沐浴凳椅要紧贴浴缸外侧放置。

"阿姨，请
出浴缸吧。"

照护者

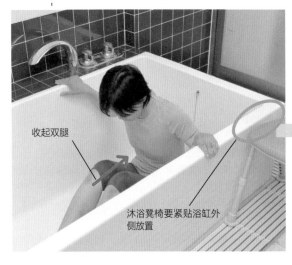

收起双腿

沐浴凳椅要紧贴浴缸外侧放置

2　抬起臀部

双手紧抓浴缸边缘做好支撑，身体前倾，抬起臀部。

注意此处！

身体前倾，重心前移，臀部自然抬起。

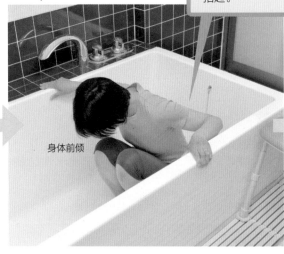

身体前倾

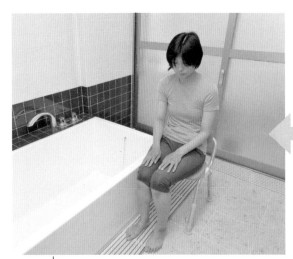

8　完成！

两脚在地面踩稳，坐姿稳定之后，松开扶住浴缸的手。

7　迈出另一只脚

一只脚落定之后，接着迈出另一只脚。

注意此处！

偏瘫患者容易跌倒，要格外注意。照护者要随时做好施助准备。

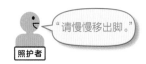

"请慢慢移出脚。"

照护者

"请保持身体前倾、慢慢站立。"

照护者

3 身体前倾站立
抓住浴缸边缘继续起身，前倾站立。

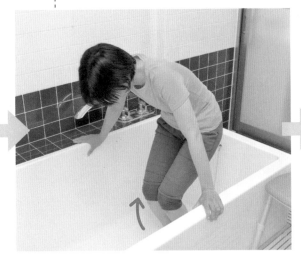

4 坐在浴缸边缘
慢慢转身，在浴缸边缘坐稳。

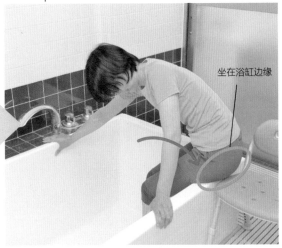

坐在浴缸边缘

PART 4

出浴缸

自理

重要

另一只脚在浴缸底部站稳。

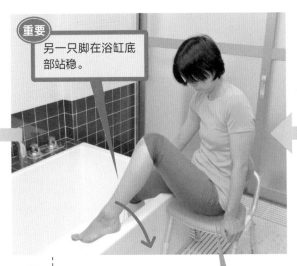

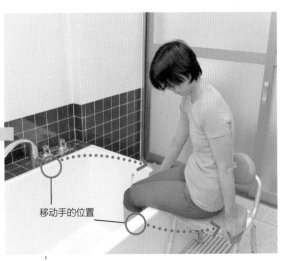

移动手的位置

6 迈出一只脚
手紧紧支撑住身体，一只脚迈出浴缸。

注意此处

若是偏瘫患者，要先移出患侧的脚。可用健侧的手将患侧的脚抬起后慢慢移出浴缸。

5 将臀部移到沐浴凳椅上
移动抓扶浴缸的手的位置，把臀部从浴缸边缘移到沐浴凳椅上。

7 出浴缸（偏瘫患者）

照护

偏瘫患者身体容易失去平衡，照护者要格外注意。

1 收起健侧的腿

把沐浴凳椅紧贴着浴缸放置。照护者打声招呼，让患者收起健侧的腿。

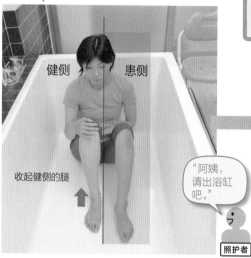

健侧　患侧

收起健侧的腿

"阿姨，请出浴缸吧。"

照护者

注意此处！

抓住浴缸边缘，头不要前伸，否则不易起身。要尽量往前方抓住浴缸边缘。

2 抓住浴缸的边缘

患者用健侧的手抓住浴缸的边缘，让身体前倾。

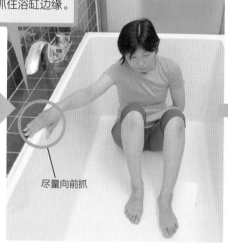

尽量向前抓

9 完成！

患者两脚踩住地面，坐稳后，松开抓住浴缸的手。

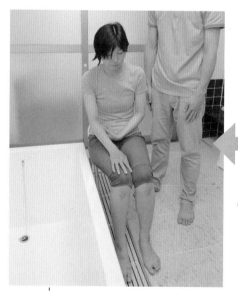

8 移出健侧的腿

照护者扶住患者后背，嘱其抓住浴缸不要松手，移出健侧的脚。

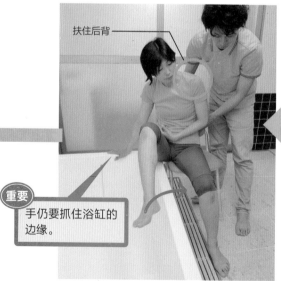

扶住后背

重要
手仍要抓住浴缸的边缘。

注意此处

不是抬起臀部，而是轻轻向前推。

3 将臀部向前推

照护者两手扶住患者臀部，从后方往前推。

4 臀部浮起来

患者臀部在水的浮力作用下浮起来。嘱患者依然保持前倾的姿势，手抓浴缸边缘。

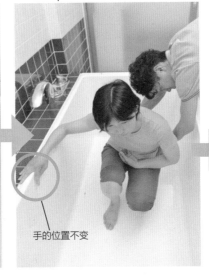

手的位置不变

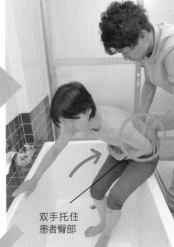

双手托住患者臀部

用手扶住患者背部

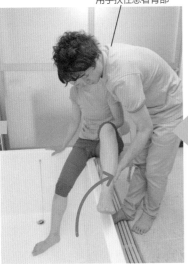

将手移至身旁

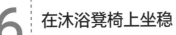

5 移动臀部

患者臀部抬起之后，照护者双手托住，将其移至沐浴凳椅。

注意此处

确认患者脚踩浴缸底部，臀部在沐浴凳椅上坐稳。

7 将患侧的腿移出浴缸

照护者一只手扶住患者的背部，另一只手将其患侧的腿慢慢抬起移出浴缸。

6 在沐浴凳椅上坐稳

确认患者臀部在沐浴凳椅上坐稳后，嘱患者将抓扶浴缸的手移至身旁。

1 全身擦浴的准备

受照护者实在不能全身沐浴的时候，可以用热毛巾擦洗身体，保持清洁。
在进行擦浴的时候，要注意保暖，也要顾及个人隐私。

擦浴的目的

在因肢体功能下降或瘫痪等导致沐浴困难的情况下，为了保持身体的清洁，可以进行身体擦浴和局部洗浴。

擦洗身体不仅能去除污垢，还能起到按摩的效果，让人精神振作，和沐浴的效果相同。

擦浴有助于改善血液循环，可以预防褥疮。另外，通过皮肤清洁可以了解健康状态，早期发现本人没有注意到的伤痕、褥疮等。

擦浴要点

□ **确认健康状态**

● 观察受照护者的整体状态，如有无发烧或其他不适症状。
● 观察皮肤的状态，确认是否有皮肤感染等。

□ **营造舒适环境**

● 拉好窗帘，保护个人隐私。
● 将室温调至22～24°C；寒冷季节应选在中午温暖时段。

□ **用餐前后1小时内不宜进行**

● 空腹或饱腹时身体状况不稳定，因此用餐前后1小时内不要进行擦浴。

□ **提前如厕**

● 擦浴前照护者与受照护者都要如厕，避免因需大小便，中断擦浴而导致受照护者着凉。

□ **尽量自己动手**

● 在可控范围内，根据具体情况，尽量让受照护者自己擦浴。

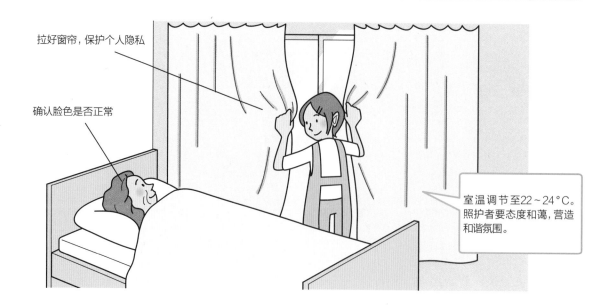

拉好窗帘，保护个人隐私

确认脸色是否正常

室温调节至22～24°C。照护者要态度和蔼，营造和谐氛围。

擦浴准备

擦浴前，除了要准备多条热毛巾和干毛巾之外，还要备好毛巾被、换洗衣服。

● 热毛巾的准备方法

<table>
<tr><td>在热水中浸泡</td><td>用微波炉加热</td></tr>
</table>

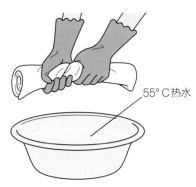

55°C热水

戴好胶皮手套，将毛巾在脸盆里用55°C左右的热水浸泡后拧干。

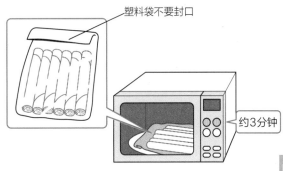

塑料袋不要封口

约3分钟

将毛巾浸过水后拧干装入塑料袋，不要封口，用功率为500W的微波炉加热约3分钟。使用塑料袋有助于保温。

● 热毛巾的使用方法

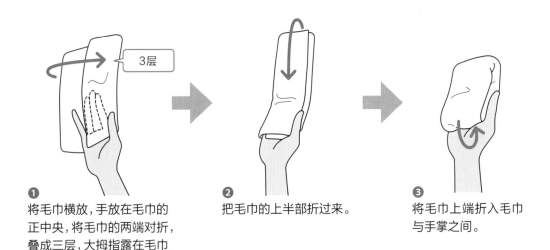

3层

❶ 将毛巾横放，手放在毛巾的正中央，将毛巾的两端对折，叠成三层，大拇指露在毛巾外面。

❷ 把毛巾的上半部折过来。

❸ 将毛巾上端折入毛巾与手掌之间。

小提示 　擦浴过程中需要使用多条毛巾，请事先准备好。

2 全身擦浴的顺序

按照脸部➡手部・臂部➡胸部・腹部➡背部・臀部➡下肢部➡阴部的顺序仔细擦洗。
每个步骤都要像按摩一样,朝着心脏方向擦洗。

擦浴的顺序

照护者在为受照护者全身擦浴之前,要先向对方打招呼,得到回应后再开始。为对方脱衣服时,可用毛巾被或浴巾围裹以防其着凉。

擦浴顺序:脸部→手部・臂部→胸部・腹部→背部・臀部→下肢部→阴部。擦洗过程中,只掀开要擦洗部位的毛巾被,其他部位要盖好。

● 擦洗脸部

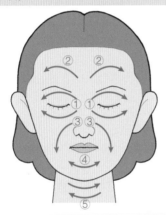

- 从内眼角沿着上、下眼眶轻轻擦洗至外眼角(①)。
- 接着依次擦洗额头、鼻子、脸颊、嘴巴周围(②③④)。鼻翼、耳后、脖子周围特别容易积垢,所以要仔细擦拭。
- 擦洗时毛巾的两面要交替使用。

● 擦洗手部・臂部

坐位	卧位

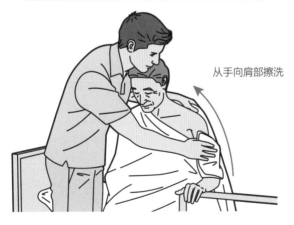

从手向肩部擦洗

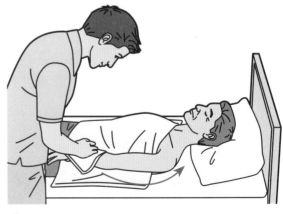

- 从手到肘部,再到上臂、肩部,依次擦洗。
- 手指间和肘窝以及腋下要仔细擦洗。

● 擦洗胸部 · 腹部

胸部

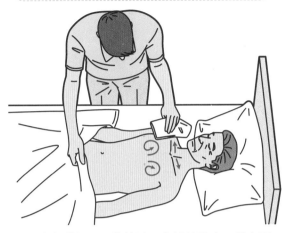

● 对胸部进行画圆状擦洗。女性的乳房下易存污垢，要仔细擦洗。

腹部

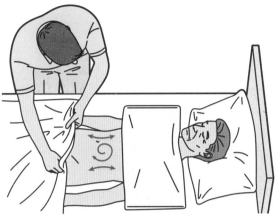

● 不要压迫腹部，要顺着肠蠕动方向轻轻擦洗。

● 擦洗背部 · 臀部

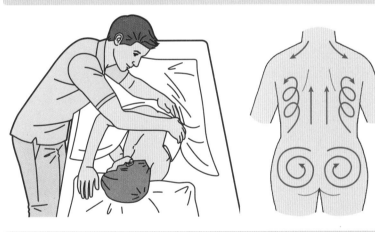

● 让受照护者身体侧卧，膝盖微微弯曲，保持身体稳定。
● 偏瘫患者，患侧朝上。
● 对背部从下往上进行画螺旋状擦洗。对臀部从外侧向内侧进行画圆状擦洗。

● 擦洗下肢部

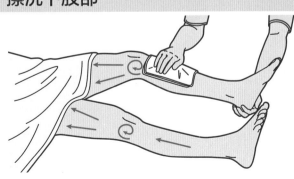

● 照护者用手托住对方的脚后跟，从脚尖向膝部、大腿方向擦洗。
● 膝盖内侧、脚趾缝隙和脚底要仔细擦拭。

 小提示　全身擦洗费时费力，受照护者也容易疲劳。可分开部位和时间段进行擦洗，以减轻彼此的负担。

3 清洗阴部

清洗阴部,即通常说的"清洗下身",往往会加重受照护者的心理负担。
因此,照护者一定要态度温柔、体贴,而且动作要麻利。

清洗前的准备

不擦浴的日子,受照护者也有必要每天清洗阴部。如果不及时清洗的话,可能会导致皮肤感染或膀胱炎。特别是在穿尿裤的情况下阴部更容易被沾污,所以排泄后要尽量及时清洗。

准备好热水、毛巾、床单等必要的物品,拉上窗帘遮挡隐私。为避免受照护者身体着凉,要预先调节好室温。

因为要清洗敏感的部位,照护者事先要认真地和受照护者打招呼,注意不要伤害对方的自尊心。操作动作一定要熟练。

准备的物品

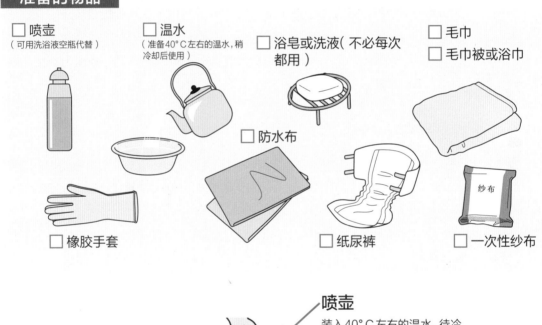

☐ 喷壶
（可用洗浴液空瓶代替）

☐ 温水
（准备40°C左右的温水,稍冷却后使用）

☐ 浴皂或洗液（不必每次都用）

☐ 毛巾
☐ 毛巾被或浴巾

☐ 防水布

☐ 橡胶手套

☐ 纸尿裤

☐ 一次性纱布

纱布

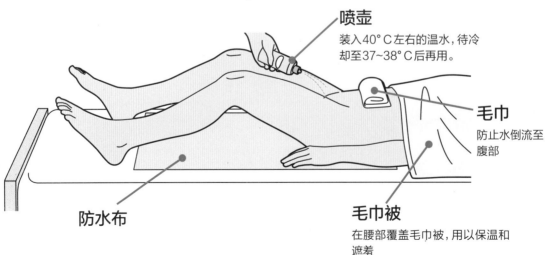

喷壶
装入40°C左右的温水,待冷却至37~38°C后再用。

毛巾
防止水倒流至腹部

防水布

毛巾被
在腰部覆盖毛巾被,用以保温和遮盖

● 清洗的顺序

1 脱下尿裤
脱下尿裤,确认有无大小便污迹。如有污迹请用便纸擦净。

2 浇洒温水
用手指确认喷壶里的水温度合适之后,将水浇洒到阴部,将食指和中指包裹上纱布进行擦洗。

3 清洗阴部

女性	男性
为预防感染,要从耻骨向肛门方向擦洗。	性器后侧和褶皱处易存污垢,要重点清洗。

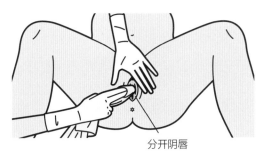

分开阴唇

❶用温水冲洗后,分开阴唇擦洗内侧。

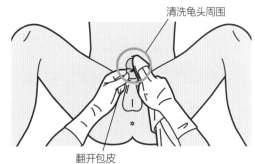

清洗龟头周围

翻开包皮

❶用温水冲洗后,将包皮翻开,清洗龟头周围。

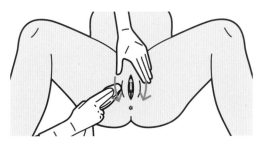

❷阴唇外侧也要仔细擦洗。

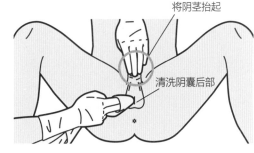

将阴茎抬起

清洗阴囊后部

❷抬起阴茎,清洗阴茎和阴囊。仔细清洗阴茎的褶皱和阴囊的后面。

PART
4
● 清洗阴部
照护

4 清洗臀部
洗净肛门和大腿根部。

5 用毛巾擦拭
用干毛巾擦干水分,换上新纸尿裤。
女性务必要从前向后擦拭(参见下方小提示)。

小提示 肛门靠近尿道口,易引发尿道感染。女性的尿道短,细菌更容易到达膀胱。因此女性必须要从前往后,即按照从阴部到肛门的顺序进行清洗。

4 局部洗浴（手浴）

照护

无法全身擦浴时，可以做局部洗浴。
手特别容易脏，要每天清洗。

手浴的准备

　　手浴是指在脸盆里放入温水，对手进行清洗。手浴可以去除手上的污垢，而且手指在温水中也容易活动，可进行握拳伸展的练习，有康复效果。如果加入精油或沐浴剂进行护理的话，放松效果会更佳。

准备的物品

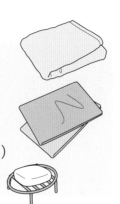

- ☐ 毛巾或浴巾
- ☐ 防水布或塑料布
- ☐ 脸盆
- ☐ 水桶（倒污水用）
- ☐ 温水（38~40°C）
- ☐ 浴皂

● 坐位手浴

　　照护者备齐所需物品，请受照护者坐起。在床上摆好桌子，先向对方打招呼，取得其同意后再开始。

　　照护者在洗面盆里倒入 38~40°C 的温水，再将盆端上桌子（在洗面盆下面铺上防水布和浴巾）。可用塑料布代替防水布使用。

1 坐姿稳定

坐起，将枕头垫在背后支撑。

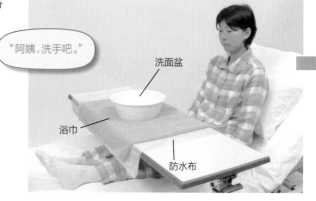

照护者 "阿姨，洗手吧。"

洗面盆

浴巾

防水布

注意此处

洗完手后可涂保湿霜，预防皮肤干燥。

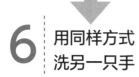

5 用毛巾擦拭

冲洗完，用干毛巾擦干。

6 用同样方式
洗另一只手

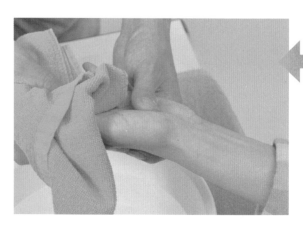

● 卧位手浴

受照护者坐起困难的时候，可以躺着手浴。在椅子上铺上防水布或塑料布，然后放上洗面盆，倒入 38 ~ 40°C 的温水，进行手浴，洗完后揩干水分。

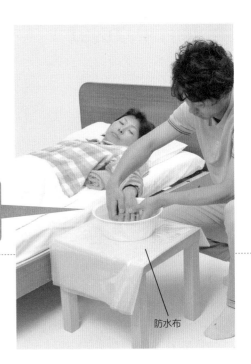

注意此处

在进行手浴前，照护者要确认水的温度。

防水布

2 将手泡入温水中
先将手指伸入水中测温。偏瘫患者用健侧的手测温。

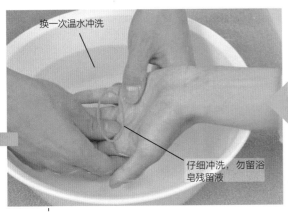

水温 38 ~ 40°C

3 用浴皂洗手
将手泡热之后用浴皂清洗。如患者手指挛缩，需先慢慢展开手指再洗。手部易积存汗渍和污垢，要仔细清洗。

分开手指对缝隙进行清洗

换一次温水冲洗

仔细冲洗，勿留浴皂残留液

注意此处

分开手指时动作要轻柔。

4 冲洗
洗完后用温水将浴皂残留液冲洗干净。浴皂残留液会导致皮肤粗糙，要仔细冲洗。

5 局部洗浴（足浴）

照护

用温水洗脚能促进全身血液循环，还能防寒。
脚掌和脚趾缝隙易存污垢，要仔细清洗。

足浴的要点

在足浴盆里用温水泡脚，谓之足浴。

足浴能改善全身的血液循环，消除寒气。脚掌和脚趾缝隙易存污垢，要仔细清洗。另外，在脚潮湿的状态下穿袜子的话容易引起脚癣，因此一定要擦干脚上的水分。照护者在施护之后要用肥皂洗手，并用流动水彻底冲洗，预防感染病菌。

● 坐位足浴

准备的东西和手浴相同，不过要使用比洗面盆更深的足浴盆，这样效果更好。

照护者先向受照护者打招呼，得到其同意后再开始。往足浴盆中注入 38 ~ 40°C 的温水，在足浴盆下面铺上防水布（塑料布也可以）。

1 将脚泡入温水中

受照护者在床上坐稳后，照护者先将对方一只脚的裤腿挽起，将脚泡入温水中。在膝盖上盖浴巾保暖。

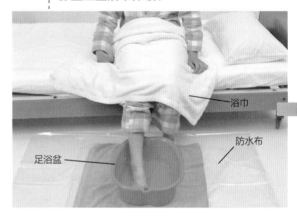

浴巾

防水布

足浴盆

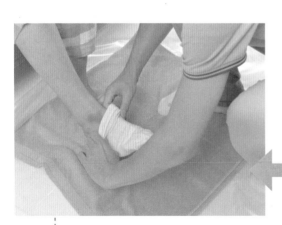

6 穿上袜子
（重要）

确认脚上无水分残留后，马上穿上袜子，防止着凉。

7 用同样方式洗另一只脚

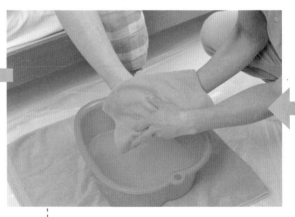

5 用毛巾擦干

冲洗完用干毛巾擦干脚上的水分。

● 卧位足浴

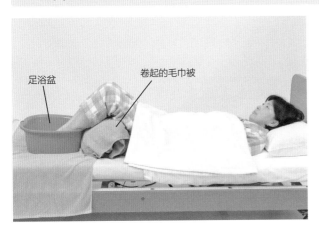

足浴盆　　卷起的毛巾被

①卧位足浴时，先将床铺铺平，将受照护者的身体向上方移动，给脚部区域留出足够的空间。

②屈膝，在膝下垫入卷起的毛巾被。

③使用专门的足浴盆或深面盆，盆下铺上防水布，防止弄湿衣物或寝具。

④在膝盖上盖上毛巾被进行保暖。

2 | 从脚踝往膝盖方向洗

脚泡暖之后，抹上皂液，从脚踝往膝盖方向洗。

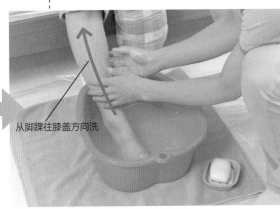

从脚踝往膝盖方向洗

3 | 从脚踝洗到脚尖，再洗脚底

在清洗过程中要仔细清洗脚趾缝和脚后跟。脚后跟最好用折紧的毛巾搓洗。

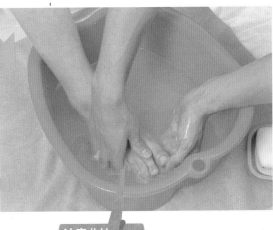

注意此处

清洗并按摩整个脚底，可促进血液循环。

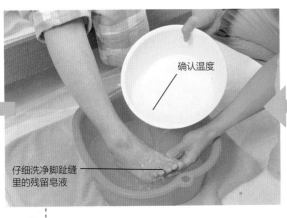

确认温度

仔细洗净脚趾缝里的残留皂液

4 | 冲洗

洗完之后再用温水冲洗一遍，在洗净残留皂液的同时还能保暖。

6 洗发（使用洗发垫）

使用洗发垫，卧床患者也能轻松洗发。
注意不要把水弄到脸上或耳朵里。

▌ 洗发前的准备

　　使用洗发垫，无法坐起的人也可以躺着洗发。

　　市面销售的洗发垫充气后膨胀的部分可挡住水流出来，让洗发变得很方便。如果没有，可用浴巾和塑料袋自制洗发垫（→第 131 页）。

　　洗发每周 1~2 次为宜。

准备的物品

- [ ] 洗发垫
- [ ] 浴巾
- [ ] 水桶
- [ ] 防水布
- [ ] 水壶
- [ ] 洗发液
- [ ] 温水（40°C）
- [ ] 吹风机
- [ ] 梳子

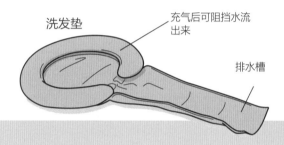

洗发垫　　充气后可阻挡水流出来　　排水槽

● 洗发

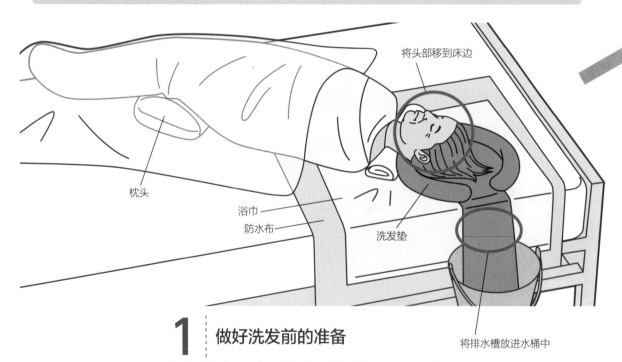

将头部移到床边

枕头

浴巾

防水布

洗发垫

将排水槽放进水桶中

1 做好洗发前的准备

备好防水布、浴巾、洗发垫、水桶，如上图摆设。在受照护者脖子下面垫一条毛巾，把受照护者的头部靠在洗发垫上，保持斜卧姿势。用毛巾被裹住其身体以保暖，把枕头垫在膝盖下面，保持姿势稳定。

洗发垫的制作方法

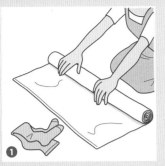

① 将浴巾卷成棒状。把连裤袜的两只袜腿套叠起来,将浴巾棒塞入其中,用橡皮筋固定住。

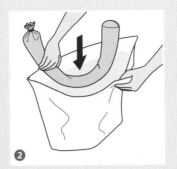

② 将步骤①做好的浴巾棒折弯,放入塑料袋的底部。

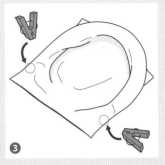

③ 挤压塑料袋排出空气,用晾衣夹将塑料袋开口的两端固定住。

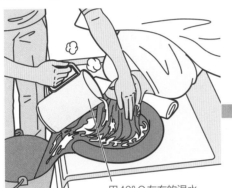

用40°C左右的温水浸湿全部头发

2 淋洒温水

照护者用水壶将40°C左右的温水淋洒到受照护者的全部头发上,同时询问对方水温是否合适。

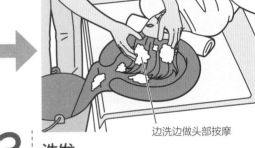

边洗边做头部按摩

3 洗发

洒上洗发液抓揉起泡,做头部按摩。冲洗前先用毛巾擦掉洗发液的泡沫,冲洗就容易了。

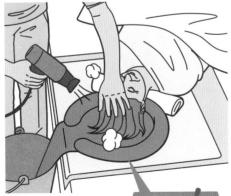

5 吹干头发

擦掉头发和洗发垫上的水分,然后用吹风机吹干头发,用梳子梳理成型。

注意此处!
勿让吹风机的热风直接吹到受照护者的脸部和耳部。

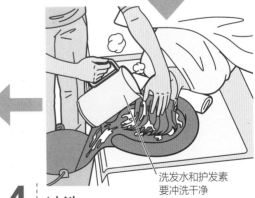

洗发水和护发素要冲洗干净

4 冲洗

用温水冲掉洗发液。轻轻擦干水分后,涂上护发素,再用温水冲洗头发。洗头后部位时,要轻轻托起头部,用手舀水冲洗。

7 更换床单

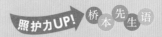

在受照护者卧床的情况下更换床单时，要将受照护者的身体移到一侧，一半一半地交替更换。
床单要伸展平整，勿留褶皱。

● 卧床时更换床单

　　床单上的汗渍、污垢造成的污染，会影响身体健康，容易致病。床单的褶皱和卷曲还会造成身体发生褥疮，因此床单要经常更换。要用正确的方法整理床铺，使其保持舒适和清洁。

照护力UP! 桥本先生语

对于因病难以侧卧的受照护者，也可以在其仰卧的状态下更换床单。将患者仰卧的身体移到一侧，和侧卧更换床单一样，一半一半地交替更换床单。

1 打招呼
照护者目视对方打声招呼。

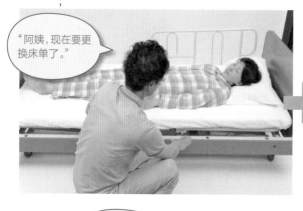

"阿姨，现在要更换床单了。"

2 侧卧
像翻身一样，改为侧卧位。受照护者自己翻身困难时，可由照护者协助。

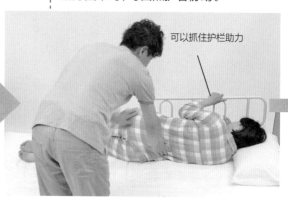

可以抓住护栏助力

8 完成！
将受照护者移到床中央，助其恢复仰卧状态。如护栏拆下，要恢复原状。务必确认床单没有遗留污痕。

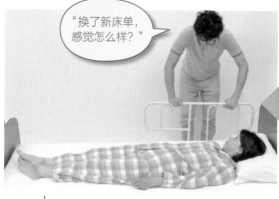

"换了新床单，感觉怎么样？"

7 展平拉直新床单
照护者到床的另一侧，将另半边新床单展平拉直，勿留褶皱，如步骤5所示。如护栏碍事，可拆卸下来。

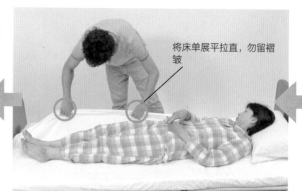

将床单展平拉直，勿留褶皱

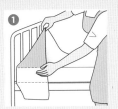

❶
将床单盖过床头,折入床垫下,右手提起床单外角,形成三角形。

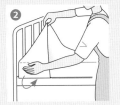

❷
将外露的床单边折入床垫下。

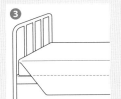

❸
用左手按住床垫侧边的床单,同时右手把提起的床单放下,使床角处的床单形成一个三角形。

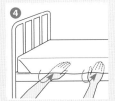

❹
把垂在身前的床单展平拉直,塞进床垫下面。

❺
走到床尾,将床单按对角线拉直,勿留褶皱和松弛,同时和床头一样折叠床角。再按上述步骤整理对侧床铺。

3 揭起半边旧床单

照护者揭起身前的半边旧床单,卷成卷,塞到受照护者身下。

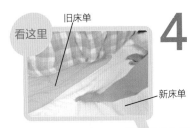

旧床单
看这里
新床单

4 铺新床单

把新床单对折,折痕朝向受照护者,铺在身前的半边床上。然后,把新床单的上面部分卷起来塞到旧床单的下面。

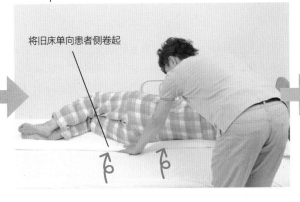

将旧床单向患者侧卷起

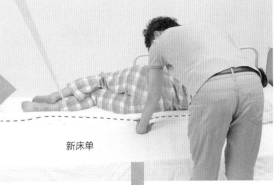

新床单

PART
4

● 更换床单

照护

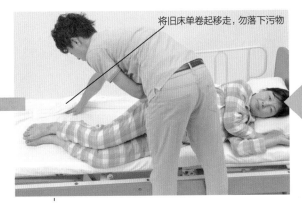

将旧床单卷起移走,勿落下污物

6 取下旧床单

把受照护者翻身至新床单上,将旧床单卷起来拿走。

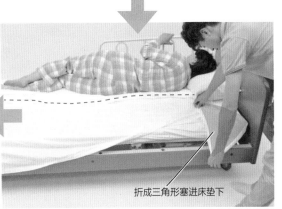

折成三角形塞进床垫下

5 整理好身前的半边新床单

把身前的半边新床单伸展平整,不留褶皱,然后将边角折成三角形牢牢塞进床垫下。

1 协助受照护者自然排泄

排泄的照护要点：让受照护者尽量自然排泄，营造便利的如厕环境，注意保护隐私。

▎自然排泄很重要

排泄是维持生命不可缺少的生理活动，也是隐私性特别强的行为。

因此，照护者要维护受照护者的尊严，仔细观察其身体状况，在帮助如厕的过程中，应尽可能助其自然地排泄。

要自然排泄，需坐在坐便器上进行。躺在床上的话，大小便是很难排出的。这是因为，坐姿是符合人类生理的排泄姿势。安心地坐着，能促进自然排泄。

排泄照护的基础，就是帮助受照护者养成尽量

采用坐姿，在厕所或便携式厕所排泄的习惯。并且，照护者要留心观察受照护者的便意、尿意信号，适时地引导其如厕，尽可能做到自然排泄，这是非常重要的。

▎粪便排泄的机制

食物经胃、小肠消化吸收后进入大肠，形成粪便。在大肠的间歇性"前伸运动"推动下，粪便缓慢地、不间断地向前移动。大肠还有一种进行很快、推进很远的蠕动，叫作"集团运动"。它是在餐后特别是早餐后，食物进入胃，产生胃－结肠反射引起的，或胃内食糜进入十二指肠，产生十二指肠－结肠反射引起的。大肠的集团运动快速地把粪便送入直肠。

当粪便充满直肠时，会刺激和兴奋直肠壁上的压力感受器，使之产生神经传入冲动，上传到大脑皮层的"排泄反射高级中枢"，引起便意和排泄反射。

利用这个机制，即使没有便意，养成早餐后去厕所的习惯，也能逐渐感受到便意。

■自然排泄时的三股力量

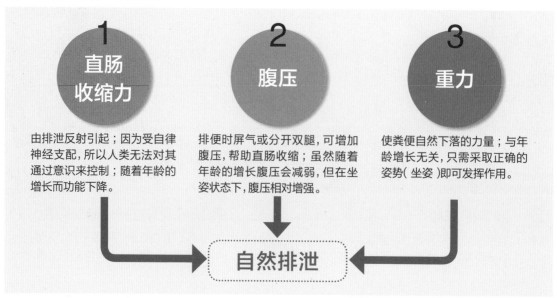

1 直肠收缩力	2 腹压	3 重力
由排泄反射引起；因为受自律神经支配，所以人类无法对其通过意识来控制；随着年龄的增长而功能下降。	排便时屏气或分开双腿，可增加腹压，帮助直肠收缩；虽然随着年龄的增长腹压会减弱，但在坐姿状态下，腹压相对增强。	使粪便自然下落的力量；与年龄增长无关，只需采取正确的姿势（坐姿）即可发挥作用。

自然排泄

促进自然排泄的姿势

自然排泄所需的 3 股力量中，腹压和重力在坐姿时起的作用最大。平躺的时候重力无法发挥作用，腹压的作用也只有坐姿时的一半。

特别是上了年纪后，腹压随着肌力下降而变弱，影响排便。为了能自然排泄，在坐位状态下要采取略微前倾的姿势，最大限度地利用腹压和重力，这是非常重要的。

■ 有效地利用腹压和重力的姿势

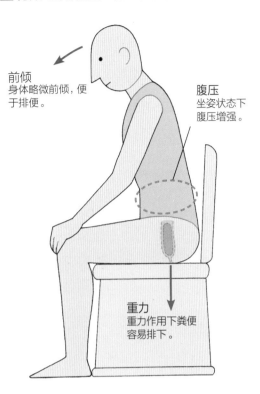

前倾
身体略微前倾，便于排便。

腹压
坐姿状态下腹压增强。

重力
重力作用下粪便容易排下。

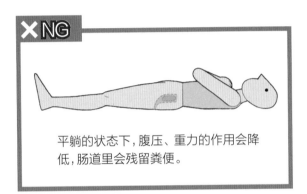

✕ NG

平躺的状态下，腹压、重力的作用会降低，肠道里会残留粪便。

便于如厕的环境

考虑到受照护者身体机能的衰退，为了帮助其自然排泄，营造方便受照护者使用的如厕环境是很重要的。

首先，要将蹲便器更换为坐便器，方便起坐。其次，要安装支撑身体的扶手，尽量拆除台阶。此外，坐轮椅如厕的时候，还需要确保足够的空间。

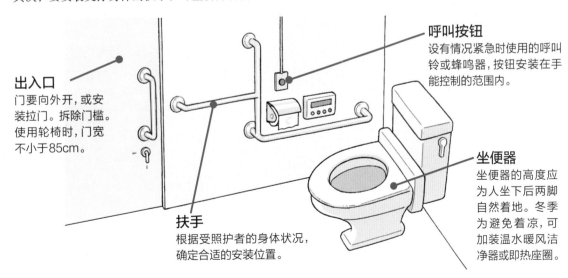

出入口
门要向外开，或安装拉门。拆除门槛。使用轮椅时，门宽不小于85cm。

扶手
根据受照护者的身体状况，确定合适的安装位置。

呼叫按钮
设有情况紧急时使用的呼叫铃或蜂鸣器，按钮安装在手能控制的范围内。

坐便器
坐便器的高度应为人坐下后两脚自然着地。冬季为避免着凉，可加装温水暖风洁净器或即热座圈。

排泄照护的要点

如果受照护者无法在厕所排泄，就要根据本人的身体情况和运动能力借助合适的排泄辅助用具。

使用排泄辅助用具

即使有受照护者需长期卧床的思想准备，也不要马上使用尿布。持续使用尿布，容易使受照护者尿意、便意和皮肤感觉变得迟钝，进而失去生活的欲望。

一般人都想自己上厕所。如果如厕困难，可以在床边放一个便携式厕所。坐起障碍的人可以在床上使用尿壶或便盆。

不要一味依赖纸尿裤。使用纸尿裤排泄，会使受照护者感觉不雅和难为情。即使是暂时不得不使用纸尿裤的情况，也最好只在夜间使用，尽可能地提高受照护者的排泄自理水平。

❶ 去厕所排泄（→第138页）

如果能感觉到尿意或便意，能保持坐位或站位，并且方便移动的话，就尽可能去厕所排泄。对于受照护者来说，厕所可以保护隐私，让他们安静地排泄。

根据受照护者的情况，有人可能需要帮助才能坐上坐便器或脱提睡裤。即使是这种情况，也要尽量让其借助扶手自己去做，这一点非常重要。

如果厕所内空间宽敞，可以坐轮椅去厕所。为此，

要合理调整厕所的布局和扶手的方向，方便使用。

❷ 使用便携式厕所排泄（→第142页）

如果进出厕所困难，或者厕所狭窄不方便照护，或者白天能上厕所排泄，但夜间走路不便等，就可考虑使用便携式厕所。

便携式厕所适合能上下床、能保持坐位的人使用。

便携式厕所的款式多样：有放在室内也不会感觉不适的家具款，有带盖款，有带扶手款，可根据受照护者和房间的情况进行选择。

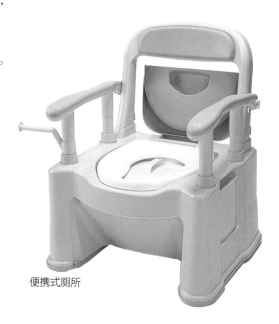

便携式厕所

❸ 使用尿壶和便盆（→第146页）

长期卧床的人，只要能感觉到尿意和便意，并能表达出来，同时可以控制排尿、排便，就可以使用尿壶和便盆。自己如果可以使用尿壶和便盆，可以穿脱衣服的话，就要自己去做。

尿壶有男用和女用之分，形状不同，要区别选用。

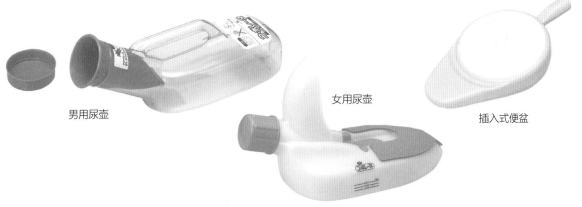

男用尿壶

女用尿壶

插入式便盆

❹ 使用尿裤和尿垫（→第148页）

对于没有意识或因严重功能障碍而感觉不到尿意和便意的人，可以考虑使用尿裤或尿垫。它们在受照护者大小便失禁时、身体状况不佳时、夜间或长时间外出时，都可以放心使用。

尿裤、尿垫有各种类型。仔细观察受照护者的状态，结合使用目的，选择合适的款式。

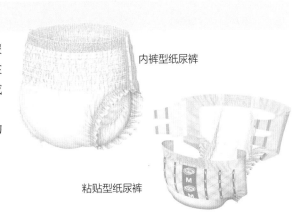

内裤型纸尿裤

粘贴型纸尿裤

其他照护要点

先打招呼，征得受照护者的同意

照护时首先要维护受照护者的自尊心。要尊重对方的意愿，顾及其羞耻心，一定要得到对方的同意后再给予帮助。

记录排泄情况

要充分了解受照护者的排泄模式，这样就能抓住引导其如厕的时机，并及时更换尿裤。记录每次排泄的时间和排泄量，以及进食的情况等。

保护隐私

尽量避免下半身裸露，可在腰部围上浴巾。在确认没有危险的情况下，照护者可以回避。

排泄后迅速清理

迅速清理排泄物，通风换气，避免房间里有异味。可以根据情况使用除臭剂。

3 去厕所排泄（坐轮椅）

只要能感觉到尿意和便意，能保持立位和坐位，即使身有残疾，也要尽可能选择自理排泄，可以坐轮椅去厕所。

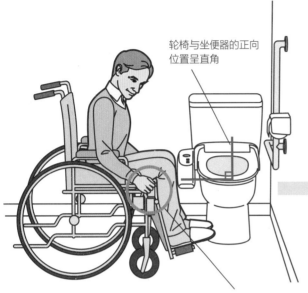

轮椅与坐便器的正向位置呈直角

拉起轮椅的手刹，抬起脚踏板

1 **将轮椅移至坐便器旁**

将轮椅移至只要站起后身体转动90度，再稍做调整就能坐到坐便器上的位置。

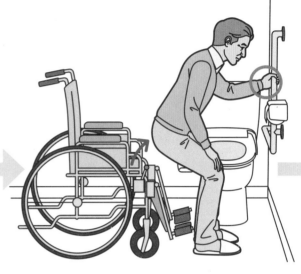

2 **抓住扶手站起身**

身体前倾，一只手抓住坐便器旁的墙壁扶手，站立起身。

方便自理排泄的厕所布局

坐便器正向设置与入口的方向呈直角，如厕者抓住扶手起身，转身90度后稍做调整就能坐到坐便器上。

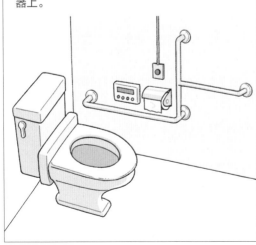

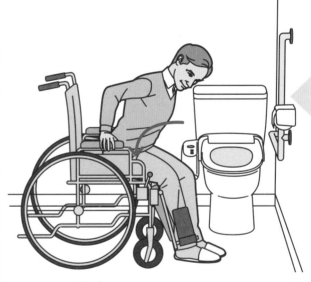

6 **坐回轮椅**

手抓扶手站起身，提起睡裤，挪步至轮椅前，转身慢慢坐下。

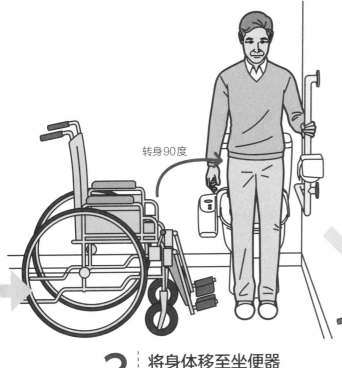

转身90度

注意此处！

站立不稳时，要倚靠扶手脱下裤子。也可以先在轮椅上脱下一半裤子，再站起身。

3 将身体移至坐便器前

慢慢转身挪步，将身体移至坐便器前。

4 脱下裤子

将臀部对准坐便器，将身体倚靠着墙壁或扶手，保持身体平稳，同时将裤子脱到膝部。身体前倾时肩部要倚靠住扶手，保持身体平衡。

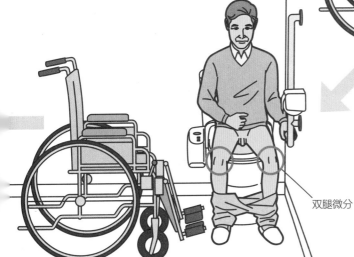

双腿微分

5 坐稳，排便

慢慢落座，双腿微微分开，坐稳。排便之后，将臀部前移，用厕纸擦拭。

 小提示　在坐便器正向设置与厕所入口方向平行的情况下，就需要有充分的厕所空间回转轮椅。

4 去厕所排泄（坐轮椅）

对于无法自己站起的人，需要提供如厕照护。
照护者站在受照护者身旁，嘱其抓住墙壁扶手以减轻自身的负担。

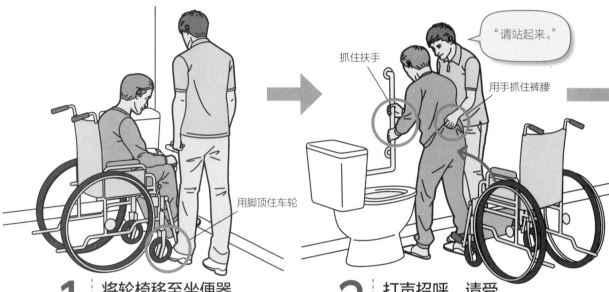

抓住扶手

"请站起来。"

用手抓住裤腰

用脚顶住车轮

1 将轮椅移至坐便器旁

参照第138页，将轮椅推至与坐便器形成90度角的位置，刹车，抬起脚踏板，用脚将车轮顶住。

2 打声招呼，请受照护者站起

受照护者身体前倾，抓住扶手。照护者抓住对方的裤腰，扶对方站起来。

注意此处

如果此时放开受照护者，可能会伤及其腰。把身体靠近对方直到其慢慢坐下。

让受照护者抱紧

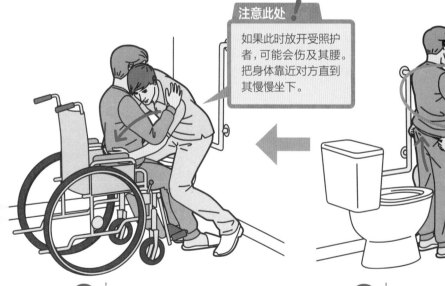

9 坐回轮椅

照护者请对方继续抱住自己的肩部，同时双臂撑在对方的腋下，将其身体转向轮椅，慢慢坐下。

8 提上裤子

照护者提醒对方不要松手，同时为其提上裤子。

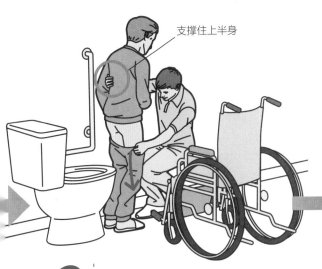

3 | 臀部朝向坐便器

照护者慢慢移动对方的重心，同时改变其身体方向，将其臀部朝向坐便器。照护者用右手支撑住对方上半身，用左手脱下其裤子。

4 | 坐上坐便器

照护者继续用右手支撑住对方的上半身，左手扶其腰部，助其在坐便器上坐下。

5 | 排便

确认安全后，照护者可以退出，让对方排便。在对方坐姿不稳的情况下，得到对方同意后，照护者可进行协助。排便后，如果受照护者可以的话，让其自己擦试。需要协助的话，可以让其手抓扶手站立，照护者从后方擦拭。擦拭动作要麻利，以减轻对方的负担。

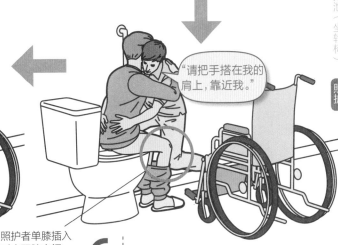

7 | 站起

照护者双手撑住对方后腰部，帮助其慢慢站起。

6 | 起身

照护者单膝插入对方双膝之间，并让其身体前倾，将手搭在自己的肩膀上靠近自己。

5 使用便携式厕所排泄

自理

如果受照护者不方便去厕所排泄，可以在床边放置便携式厕所。

● 能站立者

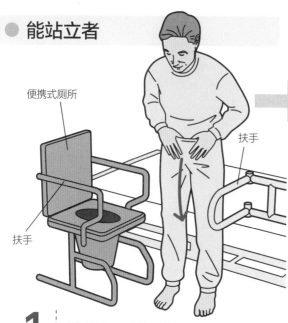

便携式厕所

扶手

扶手

转身90度

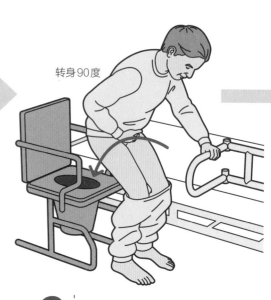

1 站起身，脱下裤子

受照护者坐到床的扶手和便携式厕所之间，扶住护栏站起来，脱下裤子。

2 坐到坐便器上

手扶住扶手，一点一点挪动脚的位置，回转身体，将臀部朝向坐便器，慢慢坐下。

● 站立困难者

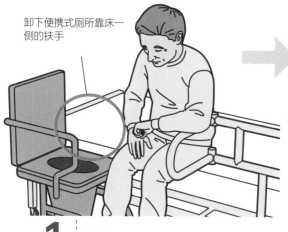

卸下便携式厕所靠床一侧的扶手

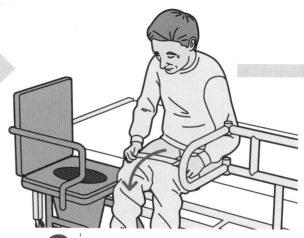

1 准备

将便携式厕所紧靠床边放置，并将其靠床一侧的扶手卸下。

2 脱裤子

坐到床边，脱下裤子。

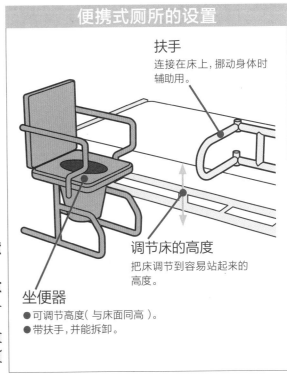

便携式厕所的设置

扶手
连接在床上,挪动身体时辅助用。

调节床的高度
把床调节到容易站起来的高度。

坐便器
● 可调节高度(与床面同高)。
● 带扶手,并能拆卸。

注意此处

如果站着脱裤子有困难,可先坐在床上脱下裤子,也可以坐到坐便器上之后再脱裤子。

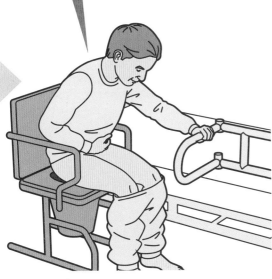

3 起身

排泄后,把臀部往前挪,擦拭干净。扶住扶手站起来,提上裤子。

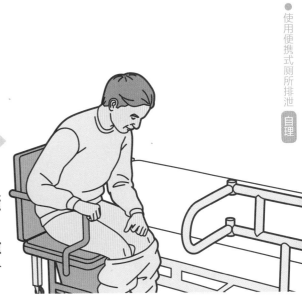

横挪臀部

3 挪移臀部

用手支撑住身体,将臀部挪移到坐便器上。

4 起身

排泄后,擦拭干净,将臀部挪回床上,提上裤子。

PART **4**

● 使用便携式厕所排泄 自理

143

6 使用便携式厕所排泄

照护

帮助受照护者从床上移动到便携式厕所的坐便器上。

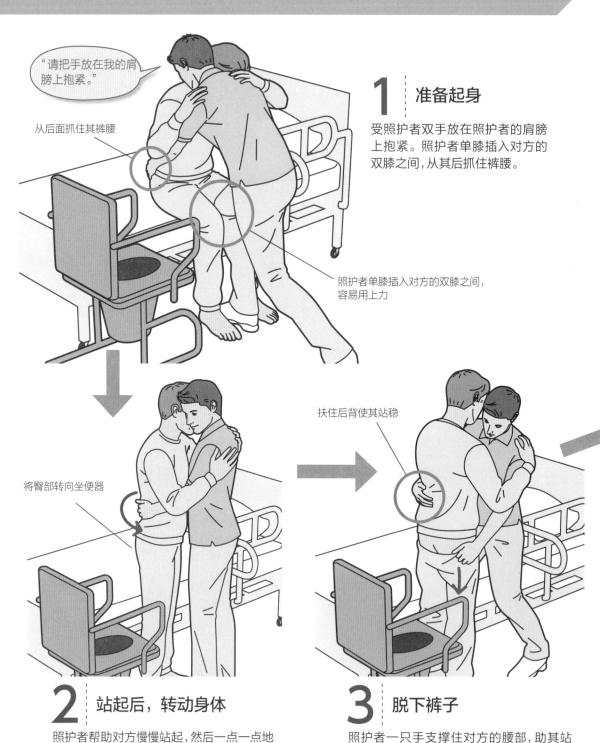

"请把手放在我的肩膀上抱紧。"

从后面抓住其裤腰

1 准备起身

受照护者双手放在照护者的肩膀上抱紧。照护者单膝插入对方的双膝之间，从其后抓住裤腰。

照护者单膝插入对方的双膝之间，容易用上力

将臀部转向坐便器

扶住后背使其站稳

2 站起后，转动身体

照护者帮助对方慢慢站起，然后一点一点地移动重心，改变身体的方向，将受照护者的臀部朝向坐便器。

3 脱下裤子

照护者一只手支撑住对方的腰部，助其站稳，另一只手将其裤子脱至膝盖处。

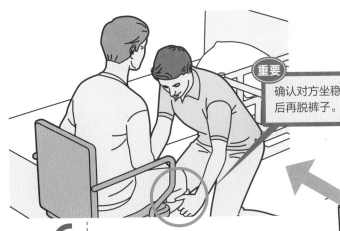

重要
确认对方坐稳后再脱裤子。

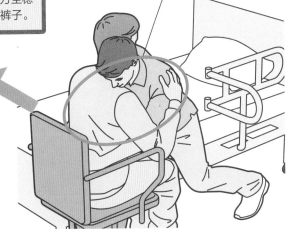

身体紧贴，帮助受照护者慢慢坐下，这样可以减轻身体的负担

6 脱下裤子

待受照护者在坐便器上坐稳后，再脱下其裤子。排泄后，尽可能让本人擦拭干净。

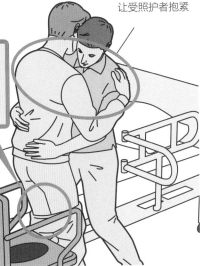

让受照护者抱紧

注意此处
往后坐易令人不安。将腘窝部抵在坐便器的边缘，就会变得安心。

5 坐下

慢慢坐到坐便器上。

4 腘窝部抵住坐便器

照护者抱住对方，将其腘窝部抵在坐便器的边缘。

使用便携式厕所的窍门

❶巧用便携式厕所

排泄时的声音和气味令人不快。照护者在确认受照护者坐姿安全后，最好在室外等候。要注意房间通风换气，最好配备除臭剂和消音器。

❷减轻打扫的麻烦

为减少照护者打扫的麻烦，可以考虑选择凝固剂处理式之类的容易处理排泄物的款式。

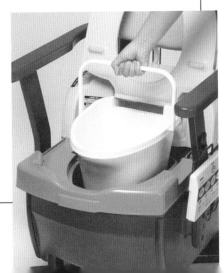

坐便器可以单独取出，方便冲洗

7 使用尿壶和便盆

即使受照护者处于卧床不起的状态，也不要轻易使用纸尿裤，以免丧失对尿意和便意的感知。可使用尿壶和便盆，保持自然排泄的意识。

● 使用尿壶时的准备工作

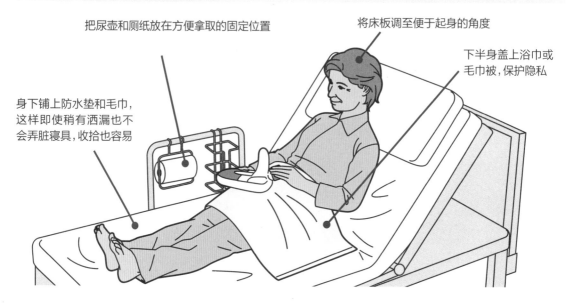

把尿壶和厕纸放在方便拿取的固定位置

将床板调至便于起身的角度

下半身盖上浴巾或毛巾被，保护隐私

身下铺上防水垫和毛巾，这样即使稍有洒漏也不会弄脏寝具，收拾也容易

● 使用尿壶　男性

自理

脱下内裤，侧身躺好，微微屈膝，拿起尿壶，将阴茎纳入接尿口。在阴茎和接尿口之间垫上卫生纸。小便结束后，放下尿壶，擦拭尿道口残留尿液。

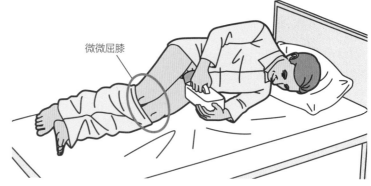

微微屈膝

照护

受照护者脱下内裤，屈膝仰卧。照护者将对方的阴茎纳入尿壶的接尿口。结束后放下尿壶，擦拭尿道口残留尿液。要尽量减轻受照护者的心理负担，操作时要动作麻利。

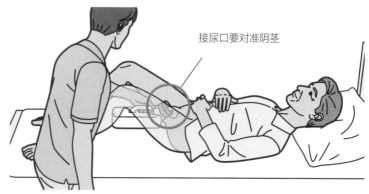

接尿口要对准阴茎

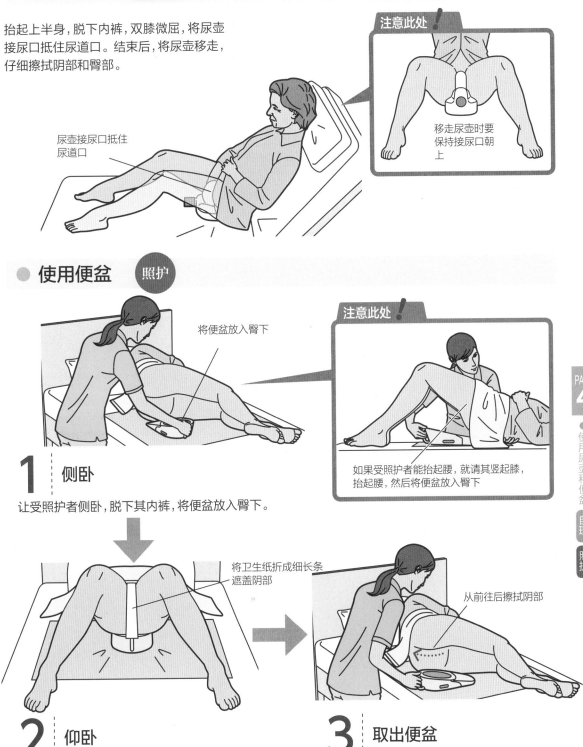

使用尿壶 女性

抬起上半身,脱下内裤,双膝微屈,将尿壶接尿口抵住尿道口。结束后,将尿壶移走,仔细擦拭阴部和臀部。

尿壶接尿口抵住尿道口

注意此处 !

移走尿壶时要保持接尿口朝上

使用便盆 照护

将便盆放入臀下

注意此处 !

如果受照护者能抬起腰,就请其竖起膝,抬起腰,然后将便盆放入臀下

1 侧卧

让受照护者侧卧,脱下其内裤,将便盆放入臀下。

将卫生纸折成细长条遮盖阴部

2 仰卧

确认肛门靠近便盆中央的位置,帮助受照护者恢复仰卧体位,使其坐在便盆上。腰部盖上毛巾保护隐私。将卫生纸折成细长条,遮盖阴部。

从前往后擦拭阴部

3 取出便盆

排便结束后,帮助受照护者身体侧卧,然后取出便盆,再从前往后擦拭阴部。

8 尿布的选择方法

照护用尿布种类繁多,新品不断,要根据其用途和受照护者的具体情况来选择。
但是,使用尿布不过是最后的排泄照护辅助手段,应鼓励受照护者尽可能自理排泄。

根据尿布用途和身体状况来选择

有的人会因咳嗽或打喷嚏致大小便失禁,有的人感觉不到尿意或便意,有的人不知不觉之间就排尿……大小便失禁的状况和程度因人而异。

对于这些情况,需要使用尿布。尿布,主要有尿裤(布质、纸质)和尿垫。

失禁用布尿裤、防水布尿裤、纸尿裤、尿垫等排泄照护用品,可以帮助使用者在不同的状态下安心舒适地度过每一天。

从普通的防漏型到像内衣一样穿在身上的内裤型,尿布种类繁多,因此,最好根据失禁量和使用目的来选用。

照护者担心受照护者尿漏,往往会选择大容量的或大尺寸的尿布。不过,太大的尿裤或尿垫会妨碍走路和活动,应根据受照护者的状态选择合适的。

失禁用布尿裤和防水布尿裤

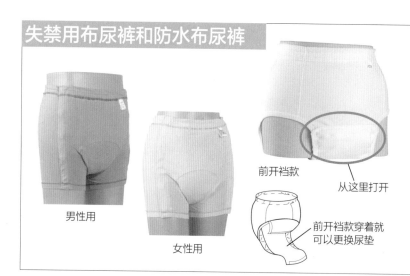

男性用

女性用

前开挡款

从这里打开

前开挡款穿着就可以更换尿垫

挡部吸水性较强的失禁用布尿裤,适用于漏尿量少的情况。
防水布尿裤加强了挡部的防水性,无论轻微的漏尿还是漏尿量多的情况均可选用,而且种类丰富,比如有前开挡款。

尿垫

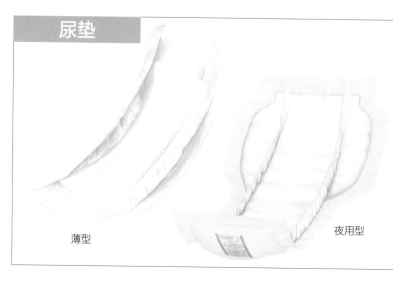

薄型

夜用型

根据漏尿量,贴敷在普通内裤或尿裤上使用。有薄型和睡觉时使用的夜用型等。湿了要及时更换。

■配合个人情况进行组合

根据外出时间和个人排尿情况,选择让使用者感到最舒适的组合为宜。

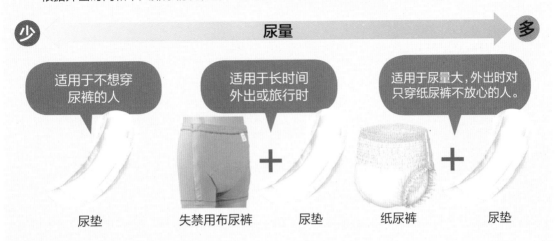

少 → 尿量 → 多

适用于不想穿尿裤的人

尿垫

适用于长时间外出或旅行时

失禁用布尿裤 ＋ 尿垫

适用于尿量大,外出时对只穿纸尿裤不放心的人。

纸尿裤 ＋ 尿垫

内裤型纸尿裤

褶裥式设计,穿着合身,感觉像普通内裤一样,单手就能简单地穿脱,方便更换,也可用于换尿布的练习。要根据使用者的情况来选择合适的尺寸。

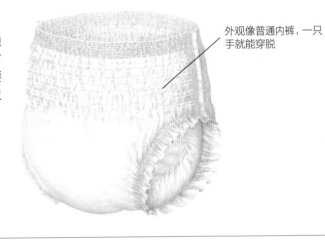

外观像普通内裤,一只手就能穿脱

粘贴型纸尿裤

此款纸尿裤的特点是两侧可打开,穿上后通过粘贴扣在身体两侧固定,方便照护者操作。适合在睡觉时间长、尿量多的情况下使用,对没有意识或卧床不起,需要进行重症护理的人更为适合。
照护者要了解受照护者的状态,选择恰当的照护方法,这才是很重要的。

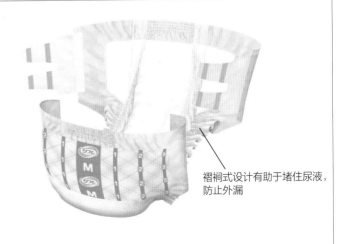

褶裥式设计有助于堵住尿液,防止外漏

9 更换尿垫

照护

可在尿裤里铺上尿垫，每次排尿后只更换尿垫即可，这样既经济又方便。
如果尿裤脏了就要马上更换。

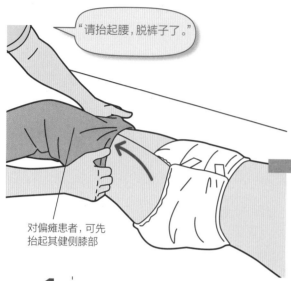

"请抬起腰，脱裤子了。"

对偏瘫患者，可先抬起其健侧膝部

1 打声招呼，脱下裤子

照护者打声招呼，征得受照护者同意后，先让对方抬起腰，然后将其裤子脱至膝部。

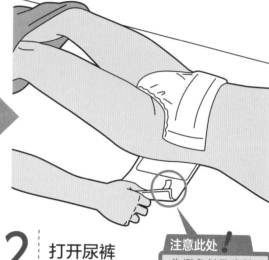

2 打开尿裤

分开受照护者的双腿，解开外侧的粘贴扣，打开尿裤。

注意此处！
为避免触及皮肤，要将粘贴扣折向内侧。

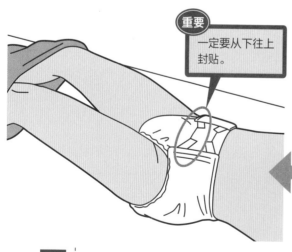

重要
一定要从下往上封贴。

7 封贴好尿裤

盖上尿裤前裆，敷贴平整，再从左右两边将尿裤合封粘贴。应从下往上依次封贴，否则易造成尿裤与大腿之间出现缝隙，容易漏尿。

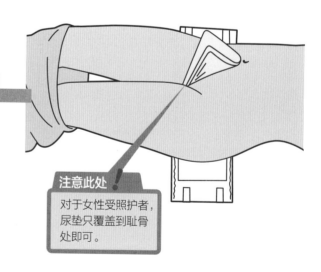

注意此处
对于女性受照护者，尿垫只覆盖到耻骨处即可。

☐ 尿垫　　☐ 报纸
☐ 热毛巾　☐ 塑料袋
☐ 手纸

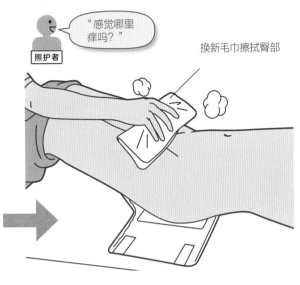

"感觉哪里痒吗？"

照护者

换新毛巾擦拭臀部

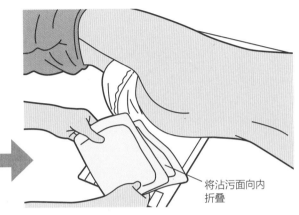

将沾污面向内折叠

3 | 取下尿垫

取下尿垫，将沾污面内折，移走。用手纸简单擦拭阴部、肛门。使用过的手纸、旧尿垫用报纸包裹装入塑料袋中。

4 | 清洁身体

用温热毛巾从阴部擦到肛门。将受照护者改侧卧位，换新毛巾擦拭臀部。

PART
4

● 更换尿垫

照护

注意此处 ❗
对于男性受照护者，应将尿垫展开覆盖其整个阴部。

注意此处 ❗
尿垫的上半部分要铺到靠近腰部。

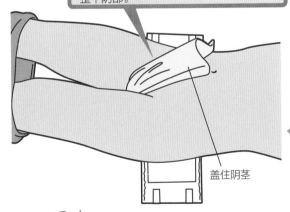

盖住阴茎

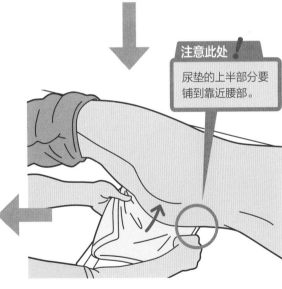

6 | 尿垫覆盖阴部

将尿垫朝左右展平，覆盖在阴部上。

5 | 换新尿垫

将阴部、肛门、臀部清洁后，在尿裤上垫上新尿垫。调整位置，将尿垫的上半部分展开铺到靠近腰部。

小提示　粘贴式尿裤粘贴牢固，不易漏尿，适合长期卧床者。尿裤内贴敷尿垫可增加防水性。

10 更换尿裤

照护

使用粘贴式纸尿裤时，需要注意的是腹股沟部位尿裤的褶边与身体之间不要留有缝隙。

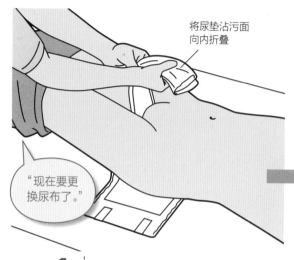

将尿垫沾污面向内折叠

"现在要更换尿布了。"

1 解下尿裤

照护者打声招呼，征得对方同意后将其裤子脱到膝下，解开尿裤的粘贴扣，展开尿裤。将尿垫沾污面向内折叠后，塞到大腿间。

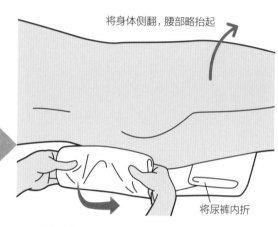

将身体侧翻，腰部略抬起

将尿裤内折

2 将尿裤的一侧塞到腰臀下

将受照护者身体稍微侧翻，把尿裤的一侧向内折叠起来塞到腰臀下。

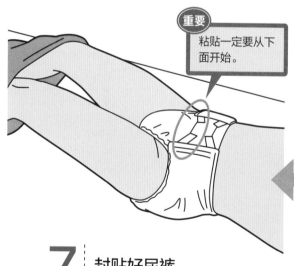

重要
粘贴一定要从下面开始。

7 封贴好尿裤

盖上尿裤前裆，敷贴平整，从左右两边合上尿裤，粘贴固定住。从下面的粘贴扣开始依次粘贴，以免尿裤与大腿之间产生缝隙导致尿液渗漏。

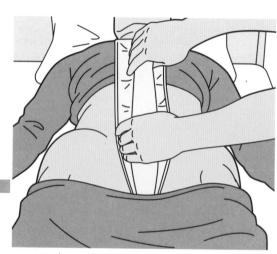

6 垫上尿垫

将受照护者的身体恢复至仰卧位，将尿垫覆盖住阴部，然后上拉，将尿垫的褶边左右拉动展开至腹股沟部。

准备物品

- ☐ 尿裤
- ☐ 尿垫
- ☐ 热毛巾
- ☐ 手纸
- ☐ 报纸
- ☐ 塑料袋

"感觉哪里痒吗？"

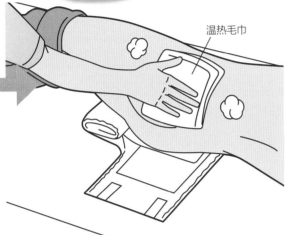

温热毛巾

尿裤的处理

尽管尿裤款式不同，但用完后的处理办法基本上是一样的。

❶ 将粘在尿裤上的大便用手纸清除并冲进厕所。

❷ 将沾污面向内折成小包。

❸ 为了不让气味外泄，小包外面可再用报纸包好，放入塑料袋内，封口后丢入垃圾箱。

注意此处

尿垫的上半部分要铺到靠近腰部。

3 清洁身体

协助受照护者变换体位，用温热毛巾按阴部、肛门、腰臀部的顺序擦拭。

4 撤旧换新

撤去旧尿裤，换上新尿裤和尿垫。

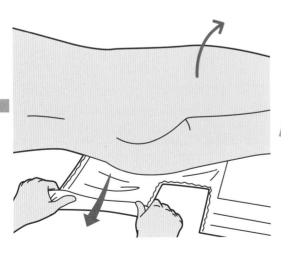

5 展开新尿裤

将新尿裤的一侧从受照护者的腰下拉出来，均匀地展开，再照此铺另一侧。确认两侧粘贴扣位置对称。

专栏

家庭照护 咨询台 2

 Q 母亲不愿接受任何养老机构的日托服务。应该尊重她的意愿进行居家照护吗？

 A 即使居家照护，也建议积极利用公共服务。平时接受公共服务，不仅是为了减轻家人的负担，也是为了在紧急情况下能够积极应对。如果您想试着让您母亲接受养老服务，可以陪同其咨询相关机构，或者一起参观养老机构，有助于消除其对托老照护可能产生的焦虑和不安。

 Q 父亲频频起夜，影响睡眠。睡前应该少喝水吗？

 A 人在睡觉的时候会出汗。过度控制水分摄入可能引起脱水。建议把睡前喝水的时间稍微提前一些。

 Q 奶奶不愿洗澡，不愿换衣服。有没有说服的好方法？

 A 找出奶奶不愿意洗澡和换衣服的原因。如果对家人的帮助有抵触情绪的话，可以请专业的照护人员或社会志愿者提供服务。

 Q 爷爷不愿穿纸尿裤，总是把尿滴洒在厕所的地板上。有什么解决的方法吗？

 A 不要过于依赖纸尿裤，要重视在厕所排泄的能力。建议在厕所内铺上可随时更换的简易地垫。

120

1 基本急救措施

如果受照护者因事故或急症发作而倒下，要首先了解其病情，根据情况呼叫救护车。
为了在关键时刻不慌张，要记住相应的处置方法。

首先要确认生命体征

平时就要注意受照护者的生命体征，避免其出现突发状况，这点很重要。

生命体征是机体内在活动的一种客观反映，是衡量机体身心状况的可靠指标，也是评估生命活动是否存在及其质量的重要征象。生命体征主要包括四大项：体温、脉搏、呼吸和血压。在居家照护中，

如果无法测量体温和血压，那么受照护者的精神状态和意识水平，就是重要的观察指标。如果受照护者的生命体征出现异常，就必须叫救护车。另外，平时保持与受照护者的主治医生的密切联系非常重要。陪同受照护者外出时，最好带上写有医院相关信息的卡片。

生命体征的观察要点

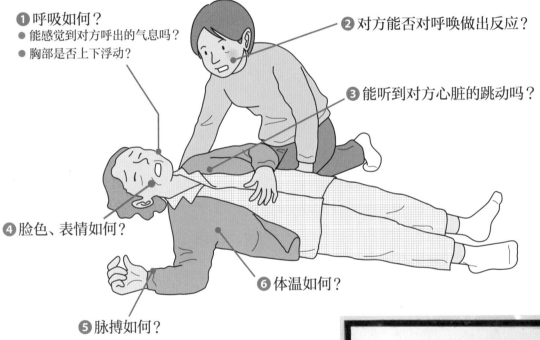

❶ 呼吸如何？
● 能感觉到对方呼出的气息吗？
● 胸部是否上下浮动？

❷ 对方能否对呼唤做出反应？

❸ 能听到对方心脏的跳动吗？

❹ 脸色、表情如何？

❺ 脉搏如何？

❻ 体温如何？

关于 AED

AED 是自动体外除颤器（Automated External Defibrillator）的英文缩写。它可以自动分析患者心律，识别是否为可除颤心律。如为可除颤心律，AED 可在极短时间内释放出大量电流经过心脏，以终止心脏所有不规则、不协调的电活动，使心脏电流重新自我正常化，因此 AED 被誉为心搏骤停患者的"救命神器"。听从语音提示，非专业急救人员也可以安全使用 AED。现在很多城市在人流量密集的地方都配有 AED，如地铁站、机场、火车站、学校、体育场馆、大型购物中心、宾馆和写字楼等。

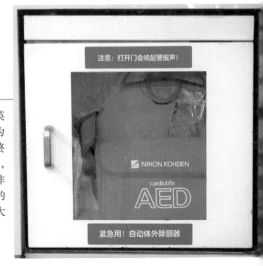

注意：打开门会响起警报声！

NIHON KOHDEN
cardiolife
AED

紧急用！自动体外除颤器

● 救护车到来之前的急救措施

　　如果受照护者生命体征异常，对呼唤或拍打身体没有反应，就要马上叫救护车。然后确认对方有无呼吸。如果在确保呼吸道畅通的情况下仍没有呼吸，就要进行人工呼吸。如果进行人工呼吸仍无法恢复呼吸，则立即对其进行胸外心脏按压和人工呼吸相结合的心肺复苏术。

① 确保呼吸道畅通

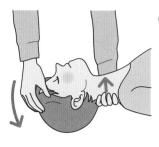

❶一只手放在对方脖子下面，另一只手按压其额头，使头上仰。

重要
头过度上仰反而会造成呼吸道不畅，一定要注意！

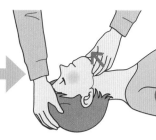

❷保持对方头部不动，轻轻抬起其下巴，确保呼吸道畅通。

重要
对方颈部受伤时，注意不要用力使其头部上仰。

② 心肺复苏术

胸外心脏按压

按压胸骨下半部分

垂直施力

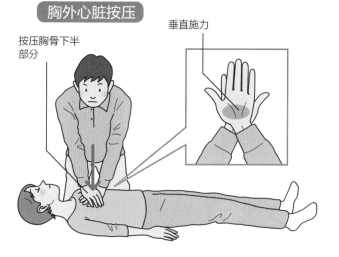

❶将左手掌放在对方胸骨下1/3处，使左手掌底部位于剑突上，右手置于左手上，以其胸部下沉5cm左右的力度按压。
❷以每分钟100次左右的速度有节奏地按压。

人工呼吸

捏住鼻孔

确认吹进的空气使胸腔鼓起

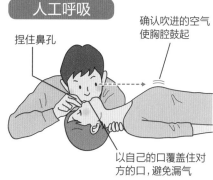

以自己的口覆盖住对方的口，避免漏气

持续按压胸骨30次后，进行人工呼吸2次：
❶确保呼吸道畅通，捏紧对方的鼻子，正常吸气后往其口中缓慢吹气（1秒以上）。
❷松口、松鼻，待对方自然吐气结束后，再吹气1次。

2 受伤和烫伤的处置

受照护者即使受伤或烫伤，本人也可能意识不到。
照护者要注意观察对方有无异样。

受伤时的应急处置

● 头部受伤时的应急措施

　　将伤者搬到安静的地方，让其躺下，注意不要歪着头。立刻确认伤者有无意识，是否疼痛，并检查有无出血。

●没有意识

　　确认呼吸和脉搏。没有呼吸时，马上叫救护车，同时确保呼吸道通畅，并进行人工呼吸（→第157页）。

●有意识

　　对出血和肿痛进行应急处置。

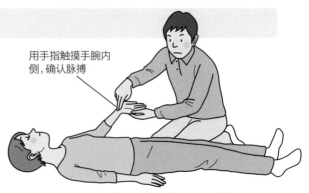

用手指触摸手腕内侧，确认脉搏

没有意识的时候，要立刻确认呼吸和脉搏。

肿痛

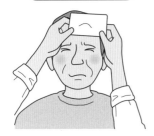

用冰袋或湿毛巾冷敷患处，肿痛就会减轻。

出血

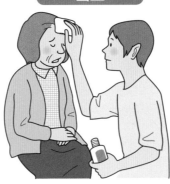

●头部即使是浅层的伤口，出血量也会较多。如果只是皮肤上的伤口，可以压迫止血（→第159页），并对伤口进行消毒。

●如果不能有效止血，并伴有剧烈的头痛、恶心、肢体痉挛，或耳朵、鼻子出血等，应立即送医院。

● 骨折的应急处理

　　如果跌倒受伤，就要观察全身状态，确认疼痛的部位是否能自主活动，是否肿胀、变形、变色等。如果发生出血，就要用干净的纱布厚厚地敷在伤口上；如果肩膀和胳膊疑似发生骨折，则用三角巾固定伤处后，将伤者及时送往医院。

确认这里 !

老年人发生跌倒很容易造成骨折。必要的地方安装扶手，消除台阶，是防止跌倒事故发生的有效措施。

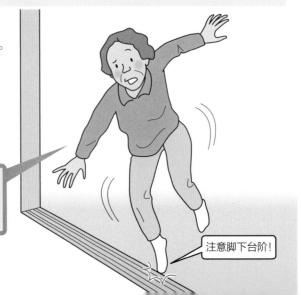

注意脚下台阶！

● 出血的应急处理

　　如果是轻微的出血，不久就会因为人体自身的凝血机制而自动止血，所以不用太担心。如果出血量大，血流不止，有可能是动脉出血，就要马上呼叫救护车。在救护车到来之前要先进行止血。为了在紧急情况下不慌不忙，请记住应急处置的方法。

直接压迫止血法

重要
如果绷带绑得太紧，会阻碍血液流通，切请注意。

❶把干净的纱布或手帕敷在伤口上，然后用手掌或手指用力按压。

❷也可以再在纱布或手帕上缠上绷带止血。注意不要绑得太紧。

❸让伤口处于比自身心脏高的位置，容易止血。

▌烫伤急救措施

　　老年人的皮肤较薄，抵抗力较弱，同时对冷热的感受性较差，容易因使用暖水袋等引起烫伤。烫伤了的话需要马上对患部进行冷却处理。仔细检查有没有其他烫伤部位。

注意此处！

● 冲洗或冷敷10～15分钟后，用干净的纱布敷盖患部，轻轻缠上绷带。如果患部出现水疱，注意不要压破。
● 大范围的烫伤，如果处理不当会使情况恶化，所以要将伤者立即送往医院。
● 去医疗机构就诊前，患部不要涂抹消毒液或药膏。

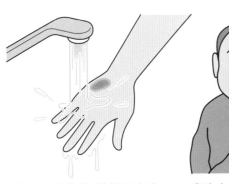

❶打开水龙头，持续用水冲洗患部。要慢慢冲水，不要用急流直接冲洗患处。

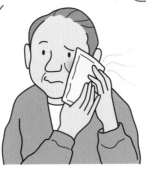

❷流水冲洗不到的部位，可用冷湿毛巾或冰袋冷敷。

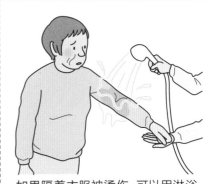

如果隔着衣服被烫伤，可以用淋浴器在衣服上淋水。不可强行脱衣，以免刺激到烫伤部位，一定要注意。

3 脱水、中暑、溺水的处置

老年人对温度的变化不敏感，较难察觉到炎热，往往感觉不到口渴，容易导致脱水和中暑。
平时应注意补充水分。

老年人与脱水

水是人体的重要组成部分，占成人体重的60% ~ 70%，主要由肌肉储备。上了年纪后，肌肉量减少，体内的水分也随之减少，因此，如果人体水的排泄量大于水的补给量，就容易发生脱水。由于老年人感觉机能下降，往往感觉不到口渴，所以不易产生喝水的欲望，这是导致脱水的主要原因。平时要注意及时补充水分。

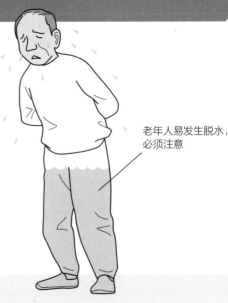

老年人易发生脱水，必须注意

● 脱水的确认要点

如果感到异常（见右栏），就摸摸腋下：如果腋下干燥，就是脱水的征兆，需要马上补充水分。如果放任不管的话，就会产生幻觉等意识障碍。关于脱水问题，请参见第 182 页。

□ 突然精神不振和食欲减退
□ 尿量比平时少
□ 便秘
□ 恶心
□ 发低烧，37℃ 左右
□ 皮肤干燥

● 脱水的处置方法

● 无法自行补充水分时

如果家中老人意识不清，无法用手拿杯子，就需要马上呼叫救护车，去医院进行输液。

● 可以自行补充水分时

如果把水一口气喝下，水容易误入气管，导致被呛到或误吸，所以要少量多次饮用。

强制饮水是很危险的

120

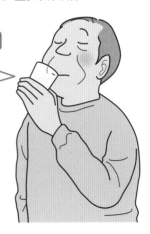

如何补充水分？
● 白水、茶水
● 运动饮料
● 口服补水液
● 牛奶
● 果汁
● 果冻状饮品
● 水果

老年人与中暑

　　近年来，老年人在室内发生中暑的情况屡见不鲜。原因首先是老年人对气温变化的感觉变得迟钝外，再者就是很多老年人对使用空调有抵触心理。

　　建议酷暑天合理使用空调，将室温保持在26°C 左右，防止中暑。

● 中暑的应对方法

● 没有意识

　　如果老年人出现意识障碍、呼吸困难、肢体痉挛等症状，应立即叫救护车将其送医院。

● 有意识

　　尽快降低体温。

　　① 如果老年人在户外发生中暑，就将其移到树荫下；如果是在室内，就将其移到有空调的房间。

　　② 将其衣服解开，用冰袋或湿毛巾等敷在其额头、腋下、脖子、大腿根等部位。也可以用扇子扇风降温。

　　③ 如果老人自己能摄取水分，就让其少量多次饮水或运动饮料。

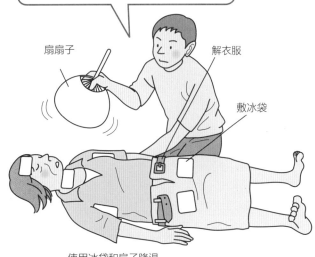

- 如出现发烧或呕吐，即使清醒也要叫救护车。
- 补充水分，症状减轻后，仍需去医院诊察。

扇扇子　　解衣服　　敷冰袋

使用冰袋和扇子降温。

老年人与浴池溺水

　　据统计，在老年人沐浴过程发生的事故中，浴池溺水的发生率高于在浴室跌倒。除了血压上升、心律不齐、流鼻血等身体突发状况外，在浴池内滑倒、身体活动不利等也是导致溺水的常见原因。要在更衣室、浴室做好防滑措施，留意沐浴时的水温。在老人沐浴期间，要不时地询问，观察情况。老年人身体不舒服的时候，不要勉强沐浴。

● 沐浴时发生溺水的处置方法

❶ 将老人脸朝上从水中拉起来。

❷ 把老人移出浴池。

❸ 确认老人的意识和呼吸状态。神志不清的话，要马上叫救护车。必要时为确保呼吸道畅通，可采用心肺复苏术（→第 157 页）等急救措施。

❹ 在老人意识清楚的情况下，要注意身体保暖，让其安静躺卧。

❺ 脱险后，稳妥起见，要送老人到医院接受检查。

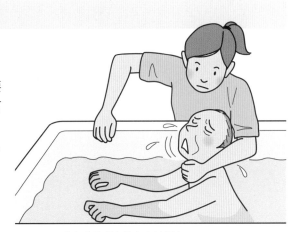

将老人脸朝上从水中拉起来。

4 误吸、窒息和误饮、误食的处置

误吸是指食物进入呼吸道。
上了年纪后咀嚼力和吞咽力下降，容易引起误吸。

▎误吸和窒息的处置方法

如果吃饭时突然沉默，或者呛咳不止，就可能发生了误吸。误吸最可怕的是造成呼吸道阻塞，引起窒息，以及反复误吸引起误吸性肺炎。

发生误吸后，如果呼吸道畅通，本人能咳嗽，就尽量让其持续咳嗽；若本人不能咳嗽，或者食物完全堵塞了呼吸道，就要进行腹部挤压法（又称海姆立克法）或背部叩击法，取出堵塞物。

若出现呼叫也没有反应的情况，要立即叫救护车。

●没有意识

立即呼叫救护车。在救护车到达之前要设法保持呼吸道畅通（→第157页）。

●有意识

为了取出异物，要进行腹部挤压法和背部叩击法。

▎腹部挤压法

从对方背后将双臂穿过其腋下，双手相握抵在对方的胸骨和肚脐之间，迅速向上挤压。

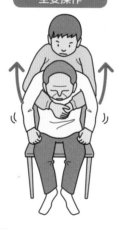

站姿操作　　坐姿操作

▎背部叩击法

让对方的头部下垂，保持前倾的姿势，然后一只手支撑住对方的身体，用另一只手掌的根部叩击对方后背左右肩胛骨之间的部位。

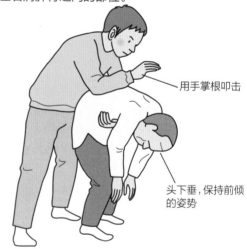

用手掌根叩击

头下垂，保持前倾的姿势

▎取出堵塞物

● 一只手打开对方的嘴，将另一只手的食指用纱布缠绕后探入其口中，沿着脸颊内侧进入喉咙处，用指尖抠出堵塞物。
● 堵塞物取出后，也一定要去医院接受进一步的检查。

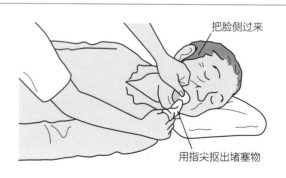

把脸侧过来

用指尖抠出堵塞物

误饮、误食的处置方法

如果怀疑受照护者是误饮、误食，首先要确认有无意识和呼吸。必要时为确保呼吸道畅通，可实施心肺复苏术（→第157页）。然后根据对方和周围的情况来调查误饮、误食了什么。没有意识或出现肢体痉挛等症状，或不知道吞下了什么东西，或服用了毒性强的东西时，应立即接受医生的检查。

另外，不知道吞下了什么东西，或确认吞下了汽油等易挥发的东西、纽扣电池等时，不要试图让受照护者吐出来，请拨打120急救电话，听候指示。

■ 误饮、误食之物和处置方法

误饮、误食之物		处置方法	就诊条件（吞入量）
汽油		不饮任何东西, 不催吐	1mL 以上须就诊
煤油			10mL 以上须就诊
香蕉水			0.5mL 以上须就诊
洗涤剂	除菌剂	饮牛奶或水, 不催吐	少量即须就诊
	家用清洁剂（碱性）		少量即须就诊
	家用清洁剂（中性）		5mL 以上须就诊
	厨房清洁剂		5g 以上须就诊
	厨房清洁剂（含漂白剂、浓缩剂型）		少量即须就诊
化妆品	口红	擦拭口腔, 漱口	无须就诊
	化妆水	饮牛奶或水, 催吐	10mL 以上须就诊
	洗发水	饮牛奶或水, 不催吐	5mL 以上须就诊
	洗甲水	不饮任何东西, 不催吐	2mL 以上须就诊
香烟		不饮任何东西, 催吐	2cm 以上须就诊
驱虫剂	樟脑	饮水, 不催吐	少量即须就诊
	卫生球	饮水, 催吐	少量即须就诊
纽扣电池		不做任何处理	立即就诊

⚠ 下述情况不能强迫吐出

- 失去意识
- 发生肢体痉挛
- 不知误饮、误食何物
- 异物（硬币和针状物）滞留食道
- 饮入汽油、煤油等挥发性物质
- 吞入纽扣电池
- 饮入清洁剂、漂白剂等强酸、强碱性洗涤剂、杀虫剂

1 感染和食物中毒的处置

当人体的免疫力减弱，受感染的概率就会提高。
平时要增强免疫力，防止感染。

▋需特别注意的感染

● MRSA 感染的预防和对策

　　MRSA 是 "耐甲氧西林金黄色葡萄球菌" 的简称，由于其对青霉素类药物具有耐药性，免疫力低下的人一旦感染，就容易引起肺炎、肠炎、败血症等。

　　如果照护者是 MRSA 携带者（MRSA 在鼻子和喉咙等处繁殖，但没有明显的感染症状），就极有可能成为 MRSA 感染源，所以在照护前后要及时洗手、漱口、消毒。当然，如果受照护者是病菌携带者，也要尽可能地对其采取除菌消毒方面的措施。

▋MRSA 的传播途径

飞沫传播

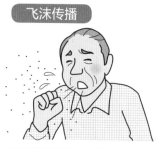

吸入随着感染者咳嗽和打喷嚏时飞散在空气中的病菌飞沫。

空气传播

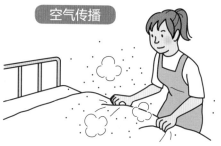

吸入打扫房间和更换床单时地板、被褥上扬起的病菌。

接触传播

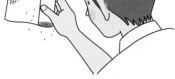

手接触了附在身体或物品上的病菌，并食用了该手接触过的食物。

▋预防感染对策

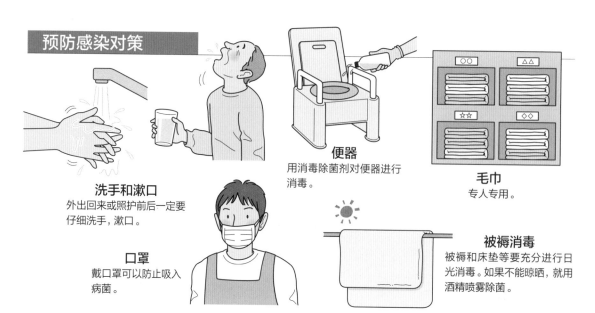

洗手和漱口
外出回来或照护前后一定要仔细洗手，漱口。

口罩
戴口罩可以防止吸入病菌。

便器
用消毒除菌剂对便器进行消毒。

毛巾
专人专用。

被褥消毒
被褥和床垫等要充分进行日光消毒。如果不能晾晒，就用酒精喷雾除菌。

● 肝炎的预防和对策

在肝炎类型中，老年人尤其要注意乙肝和丙肝，两者都是通过血液传染的。如果皮肤上有伤口，肝炎病毒就有可能由此侵入，所以在照护肝炎病毒携带者的时候，要戴橡胶手套。

餐具使用后务必加热消毒。为防止病毒扩散，相关生活垃圾和分泌物要放入可燃垃圾袋中，扎口后处置。

常见感染和食物中毒

近年来秋冬季多发的食物中毒以诺如病毒导致的感染为主，老年人患上极易转为重症。照护者要注意对受照护者呕吐物的处理，以免被感染。

作为流感的应对方法，提前进行预防接种是很重要的，但并不是注射了疫苗就安全了。湿度低的房间易发生流感和肺炎，所以在使用暖气和空调时要注意加湿。

		原因	症状	应对方法
感染	肺炎	细菌和病毒等侵入肺部，引发炎症。感染性肺炎有流感病毒和军团菌等引起的肺炎，也有肺炎球菌等引起的肺炎。近年来，因院内感染引起的肺炎很常见。	咳嗽、咳痰、发热、全身倦怠、胸痛、呼吸困难等。细菌性肺炎有时会引发胸膜炎、脑膜炎、败血症等合并症。	●如果出现食欲不振、低烧、呼吸急促等情况，要注意。 ●感冒后要及时治疗。 ●推荐接种肺炎球菌疫苗。
	流感	通过由流感病毒感染者的咳嗽和打喷嚏等引发的飞沫传播感染。	咳嗽、打喷嚏、喉咙痛、流鼻涕、高烧38℃以上、头痛、全身关节痛和肌肉痛、呕吐、腹泻等。一般经1周左右就会痊愈，但老年患者可能会引起支气管炎或肺炎等疾病，甚至导致死亡。	●勤洗手、漱口。 ●到人员聚集处时要戴上口罩。 ●充分休息，摄取营养，提高免疫力。 ●尽早接种流感疫苗。
食物中毒	诺如病毒	食入栖息在牡蛎等双壳贝类上的小型球形病毒而感染，多发于每年的12月到次年的3月之间。	腹泻、呕吐、腹痛、发烧等，持续1～3天。体力较虚弱的老年人要特别注意预防脱水。	●饭前、便后用肥皂、流水充分洗手。 ●食物要充分加热。 ●处理患者呕吐物时要戴上口罩、橡胶手套，用消毒纸巾迅速清理。将污染物放入塑料袋中，密封后丢弃。沾染了呕吐物的地板等用含氯漂白剂消毒。
	O-157型大肠杆菌	●食用了被O-157型大肠杆菌携带者的粪便等污染的食品而感染。 ●食用病菌附着的食物而感染。 ●食用感染者烹调的食物而感染。 ●感染者的呕吐物或粪便产生的二次感染。	持续剧烈腹痛，腹泻反复发作，呈水样便或血便。感染一旦扩散到肾脏，就会导致排尿困难，出现浮肿，严重的话还会引起尿毒症，出现肌肉痉挛和意识障碍。	●养成及时洗手、消毒的习惯。 ●随时保持厨具、餐具、抹布的清洁。 ●食用冷冻食品前要充分加热。 ●食品的保存温度，以冷藏10℃以下，冷冻-15℃以下为宜。

2 洗手消毒，预防感染

照护者在进行照护、烹调时，要记得及时用肥皂、流水仔细搓洗双手，烹调工具要用酒精或热水消毒。

正确的洗手方法

洗手的基本方法是"搓洗"。使用肥皂、流水，对手掌、手背、手腕、指尖和指缝等部位，仔细搓洗。

搓洗的方法

洗手前

☐ 剪指甲
☐ 摘下手表和戒指

易存污垢的地方

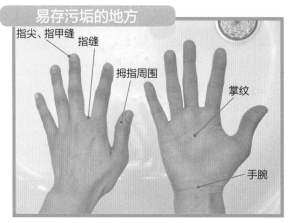

指尖、指甲缝　指缝
拇指周围
掌纹
手腕

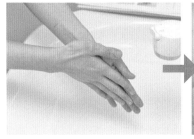

❶反复揉搓手掌。

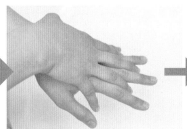

❷搓洗手背。

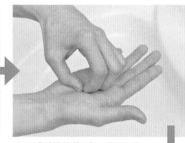

❸反复搓洗指尖、指甲缝。

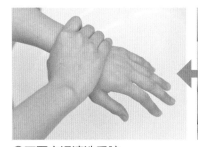

❻不要忘记清洗手腕。

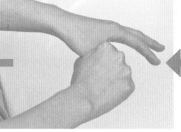

❺用手掌握住对侧大拇指，搓洗。

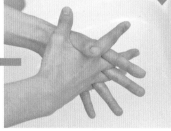

❹将手指交叉，揉搓指缝。

各种消毒方法

用肥皂和消毒剂洗手。特别是在吃饭和做饭前、回家时、如厕后都要认真实施。

要注意餐具和烹饪器具的消毒，注意食品的处理方法。照护老人和患者时记得戴上口罩和手套。

不过，如果消毒次数过多，会引起手部皮肤粗糙，反而容易滋生细菌。皮肤容易粗糙的人要使用护肤品保护皮肤。

手部消毒

消毒最好用流水，但在床边等没有流水的地方，可以用洗脸盆里的水。也可以用速干消毒凝胶干擦手指，还可以用酒精棉或者将纱布浸透消毒剂后擦手。另外，建议在门口放置酒精喷雾器，方便消毒。

注意手指之间要彻底消毒。

用流水冲洗

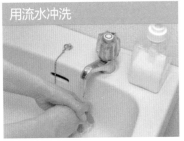

将消毒剂涂抹在手上，再用流水仔细冲洗。

干擦手指

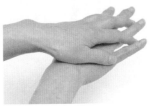

用速干消毒凝胶干擦手。

在脸盆里清洗

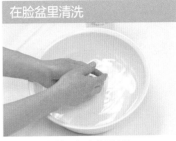

手涂抹消毒剂后在脸盆里清洗。

使用酒精喷雾

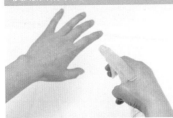

使用酒精喷雾对手进行消毒。

使用酒精棉或纱布

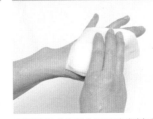

用酒精棉或将纱布浸透消毒剂后擦手。

有关烹饪的消毒

为了防止发生病毒和细菌感染导致的食物中毒，烹饪时要做好消毒工作。砧板和菜刀等厨具要用开水消毒，分开不同的用途使用。用流水清洗掉蔬菜上的微生物和细菌。

另外，在烹饪结束后，要立即清洗和干燥烹饪器具。厨房的环境要经常保持清洁。

砧板·菜刀·抹布	●砧板、菜刀要生熟两用分开，以确保安全卫生。 ●对厨房器具的消毒，要使用次氯酸钠或酒精，或加热到85℃以上。
蔬菜·水果	●生菜、卷心菜等叶菜的外侧叶子要剥去，再用流水仔细清洗。

洗手消毒，预防感染

药物的服用方法和管理

很多老年人患有多种慢性疾病，需要服用多种药物。
为了防止误服或减轻副作用，必须掌握正确的药物服用方法和管理方法。

> **弄清楚**
> ❶目的　❷服用时间和方法
> ❸服用多种药物时的注意事项
> ❹副作用

▌正确的服药方法

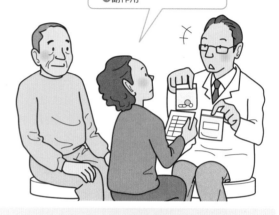

要正确理解处方内容，搞清楚医生开的药：① 是治疗什么的药？② 什么时候、怎么服用？③ 服用多种药物时需注意什么？④ 有哪些副作用？

如果同时服用多家医疗机构开具的药物，必须事先咨询主治医生。

● 服药方法

如果受照护者患有多种疾病，就要服用多种药物。特别是上了年纪后，服药后容易产生不良反应，因此须加注意。确认受照护者是否具有自主管理药物所需的理解力、视力、动手能力以及吞咽能力，如果做不到，就要由照护者帮助服药。

服药要点

- ●照护者要确认受照护者正在服用的药物的种类和剂量。
- ●用温水送服药物。
- ●注意避免呛食及误吸，服药时要保持上半身呈直立状态。
- ●服药后要检查口中有无药物残留。

简单的服药方法

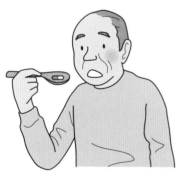

把药包在糯米纸里或者用勺子放进嘴里。

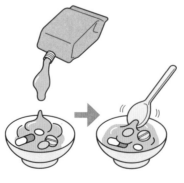

有吞咽障碍、服药困难者，可以将药物混入果冻或食物增稠剂（→第81页）中服用。

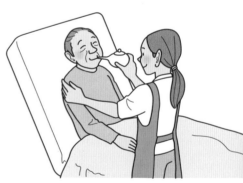

喝水困难的服药者，也可用吸管喝水将药物送下。

药品的管理和保管

药物的管理方法

如果服用多种药物，建议根据每种药物不同的服用时间和剂量，每天预先分好，可以防止漏服或误服。

可以使用有隔板的收纳盒或者市面上卖的专用药盒预先分药，这样比较方便。

另外，要认真保管好药物的说明书。这样，不仅可以掌握正确的服药知识，而且在不同的医疗机构就诊时带上，可以避免医生重复处方，防止产生药物不良反应。

药物的保管方法

药物有散剂、片剂、胶囊剂、舌下含片、水液剂、栓剂、软膏剂、贴剂、滴眼剂等种类。药物存放时要避免阳光直射，也不要将药物放在温度或湿度高的地方，要放在固定、显眼的地方。

有些药物需要放入冰箱保存，因此在药物存放时要仔细阅读说明书，或向医生或药剂师咨询。

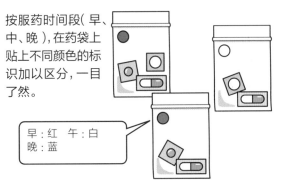

按服药时间段（早、中、晚），在药袋上贴上不同颜色的标识加以区分，一目了然。

早：红　午：白
晚：蓝

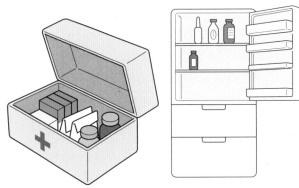

通常水液剂要放在冰箱里。药片和粉剂等可放在药盒里，存放的环境要避免高温高湿。

方便药盒

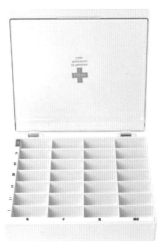

按一周和一天的时间段存放药物的药盒与药袋。

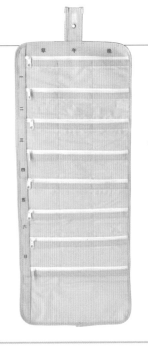

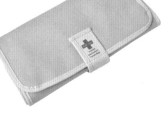

药袋在外出旅行时可以折叠携带。

小贴士　服药者从药盒里拿错药的时候，不要直接放回去，要由照护者确认后再放回正确的位置。

预防 预防 废用综合征

废用综合征

警惕废用综合征

如果长期卧床，体力就会逐渐衰退，患上废用综合征，表现为各种各样的身心不佳状态（→下图）。有时患者过度保持安心静养状态，也会导致废用综合征。

不要卧床不动

为了不患上废用综合征，就要注意不要一直躺卧。在疗养期间，条件允许的话，白天尽量双脚着地坐在床边。

● 废用综合征的表现

活动意识下降
易发展为抑郁症和老年认知障碍。

关节功能异常
活动范围变窄，髋关节和肘关节丧失功能。

吞咽功能下降
吞咽能力减弱，易造成误吸。

心肺功能下降
卧床会增加心肺的负担，容易出现心悸和呼吸困难，也会降低咳痰的能力。

体位性低血压
如果从卧床的状态站起来，血压就会下降，引起头晕，造成站立不稳。

压迫性神经末梢障碍
末梢神经受到压迫，会出现面部麻痹等症状。

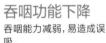
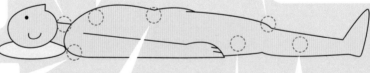

褥疮
长时间仰卧时，会发生皮肤坏死，导致褥疮。常发生在臀部、后颈部、肩胛骨等部位。

消化和排泄功能下降
胃肠蠕动减弱，会导致便秘。也容易患尿路结石。

骨异常
钙流失，易导致骨骼脆弱易断。

脱水
体液滞留于上半部呈过剩的状态，使大脑产生排尿反射，造成尿量增加，导致脱水。

肌肉萎缩
老年人如果长期卧床，会造成肌肉萎缩，影响站立和行走。

营养不良
食欲下降，会导致营养不良，体力下降。

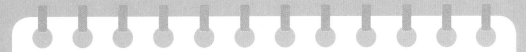

PART

6

衰老和疾病

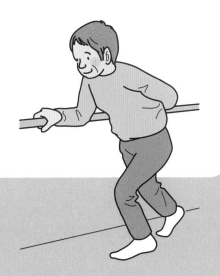

1 年老引发体衰

随着年龄的增长，人体机能开始下降。
掌握老年人身体的变化，是做好照护工作的第一步。

1 骨质变得脆弱

人体的骨质随着年龄的增长会变得脆弱，特别是绝经后的女性更容易患上"骨质疏松症"。关节也会随着年龄的增长变得僵硬。

☞ 为了防止滑倒导致骨折，需要消除室内的台阶，增设扶手。

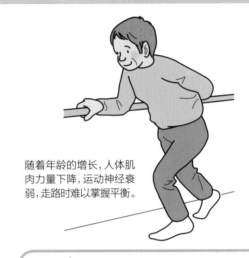

随着年龄的增长，人体肌肉力量下降，运动神经衰弱，走路时难以掌握平衡。

2 脏器萎缩硬化

人体的肝脏、脾脏、肾脏等内脏器官随着年龄的增长会逐渐萎缩，失去弹性，发生不同程度的硬化。但心脏会因高血压病、心脏瓣膜病、心肌病等导致肥大。

☞ 避免暴饮暴食，调整生活习惯。

4 对刺激的反应迟钝

我们的身体会对外界的刺激和体内的变化做出反应，调节并维持体内机能的正常运转。随着年龄的增长，对外界刺激的反应会变得迟钝。

☞ 密切观察老年人身体状况的变化是非常重要的。

3 平衡机能降低

人体自身具有的保持体温、血压、心率、体液等恒定的机能称为"平衡机能"。它会随着年龄的增长而下降。

☞ 需注意，老年人免疫力低下，患病后恢复缓慢。

5 "预备力"下降

人体具备在紧急情况下发挥超乎平常的力量的"预备力"。预备力会随着年龄的增长而下降，如瞬间的动作反应迟钝就是一例。

☞ 在照护老人的时候，首先要了解对方的体质状况。

照护要点 POINT　正确面对身体老化造成的机能衰退以及表现的状态。充分了解老年人的体质状况进行照护是很重要的。

■ 老化的表现方式

即使外表年轻，也要注意看不见的老化。每个人都存在容易被察觉的老化和不易被察觉的老化。

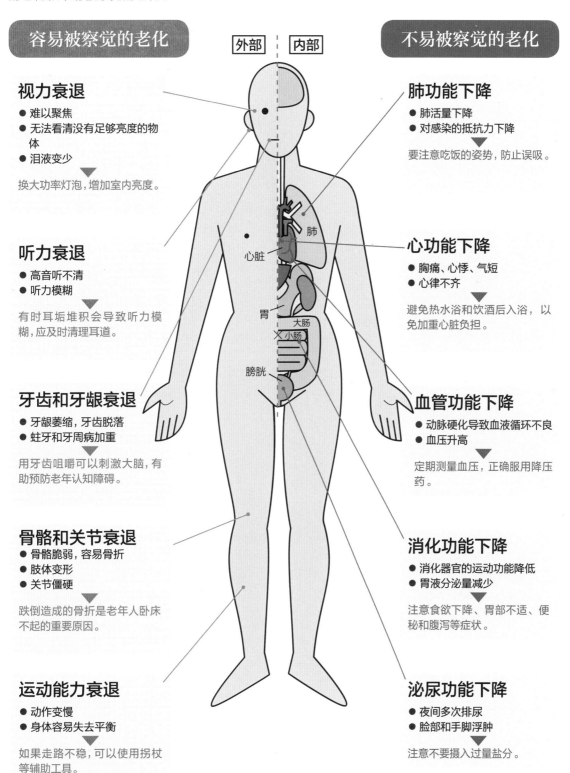

容易被察觉的老化

外部 | 内部

不易被察觉的老化

视力衰退
● 难以聚焦
● 无法看清没有足够亮度的物体
● 泪液变少
▼
换大功率灯泡，增加室内亮度。

听力衰退
● 高音听不清
● 听力模糊
▼
有时耳垢堆积会导致听力模糊，应及时清理耳道。

牙齿和牙龈衰退
● 牙龈萎缩，牙齿脱落
● 蛀牙和牙周病加重
▼
用牙齿咀嚼可以刺激大脑，有助预防老年认知障碍。

骨骼和关节衰退
● 骨骼脆弱，容易骨折
● 肢体变形
● 关节僵硬
▼
跌倒造成的骨折是老年人卧床不起的重要原因。

运动能力衰退
● 动作变慢
● 身体容易失去平衡
▼
如果走路不稳，可以使用拐杖等辅助工具。

肺
心脏
胃
大肠
小肠
膀胱

肺功能下降
● 肺活量下降
● 对感染的抵抗力下降
▼
要注意吃饭的姿势，防止误吸。

心功能下降
● 胸痛、心悸、气短
● 心律不齐
▼
避免热水浴和饮酒后入浴，以免加重心脏负担。

血管功能下降
● 动脉硬化导致血液循环不良
● 血压升高
▼
定期测量血压，正确服用降压药。

消化功能下降
● 消化器官的运动功能降低
● 胃液分泌量减少
▼
注意食欲下降、胃部不适、便秘和腹泻等症状。

泌尿功能下降
● 夜间多次排尿
● 脸部和手脚浮肿
▼
注意不要摄入过量盐分。

PART
6

● 年老引发体衰

173

2 老年人的心理

老年人的心理,有因身体衰弱和社会功能减退而产生的消极的一面,
也有在年龄增长过程中得到发展的积极的一面,还有一成不变的一面。

1 消极的

随着身体机能的衰退和退休后社会功能的减退,老年人的心理会发生较大的变化。如:对健康状况感到不安,经常闭门不出,渐渐减少人际交往等,容易失去活力。可以说这是身体和社会功能的变化带给老年人的消极影响。

相关资料显示,日本老年人的自杀人数每年超过 1 万。抑郁症和自杀有很密切的关系,所以对抑郁症的防治非常重要。

☞ 要重视老年人的心理问题,照护中要认真观察。

3 不变的

对于"自己是怎样的性格,是怎样的人",一般来说,我们在青年时期就有了清楚的认识。

这种自我意识具有一贯性,即使上了年纪也和年轻时一样。抵抗年龄增长带来的衰老,重视"自己的风格"这一愿望是支撑一贯性的要因。

在照护老年认知障碍患者的过程中,如何维护他们的尊严非常重要。

☞ 根据老年人的性格,采取适当的沟通方式。

2 积极的

老年人的心理有随着年龄的增长而得到发展的积极一面。

一般来讲,老年人的性格包括"神经症倾向""外向性""开放性""和谐性""诚实性"5 个要素。从不同年龄层进行比较,就会发现"和谐性"和"诚实性"随着年龄的增长而提高。老年人的记忆力和智能仍有发展的空间。虽然体验记忆下降,但关于未来计划的记忆(前瞻性记忆),老年人比年轻人更优秀。另外,根据经验和知识来应对各种状况的能力(经验性智慧),在 60 岁左右达到顶峰。

☞ 要认真倾听老年人的倾诉,对老年人的经验和技能充满敬意。

■ 老年人心理的三个方面

过去人们往往只关注老年人心理消极的一面，其实全面关注老年人的心理才能更好地做好心理建设。

消极的

● **健康指数降低**
经常感到不安，心情低落。

● **视觉、听觉、嗅觉和味觉衰退**
与人交流减少，变得孤独。

● **脑力衰退**
记忆力下降，记忆困难。

● **社会功能减退**
因配偶去世或子女独立等产生孤独感；因退休感觉社会地位下降，自尊心受到伤害。

● **抑郁症等精神障碍**
由于疾病和社会角色缺位等，容易患上抑郁症。

积极的

● **经验和判断力提升**
通过多年学习、工作积累的丰富的知识和经验，能够对事情做出较准确的判断。

● **前瞻性记忆增强**
对将来计划的记忆比年轻人更出色，如守约。

● **协调性和诚实性提高**
容易接受他人的请求，凭良心做事。

● **顽强与坚韧**
即使遇到非常态情况也不容易慌张，能够冷静地应对。

不变的

● **自我意识**
主要体现在对自己的认知与评价。

● **性格和行动方式**
每个人特有的感情和行为的表现方式。

即便对患老年认知障碍的人，也要注意照顾他们的尊严。

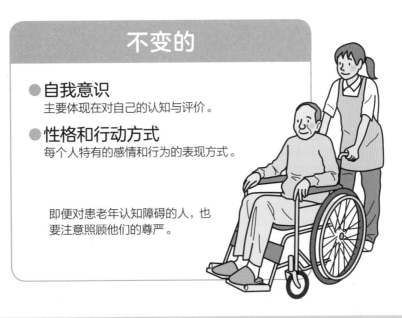

照护要点 POINT

● 照护者不仅要关注老龄化社会给老年人带来的负面影响，还要了解老年人随着年龄增长获得的正面影响，提供心灵相通的照护。

● 尊重受照护者的性格和特有的行为方式，这才是令人安心的照护。

1 老年人的常见疾病

现在我们来了解一下,随着年龄增长身体各系统容易出现哪些疾病,
以及需要特别注意的老年疾病。

■随着年龄增长而产生的变化和疾病

上了年纪后,由于身体机能的下降,容易患上各种疾病。随着年龄增长,身体机能会发生什么样的变化,会发生哪些疾病呢?

脑·神经·代谢系统

大脑和神经系统的功能衰退,大脑萎缩。全身的代谢功能减退,生长激素和性腺激素等的分泌量减少。免疫力减弱,对疼痛和温度的感觉降低,皮肤容易干燥。

主要疾病 脑卒中(脑出血、脑梗死)、老年认知障碍、帕金森病、糖尿病、甲状腺疾病、烧烫伤、老年性皮肤瘙痒症

牙齿·口腔系统

容易患牙周病(如牙槽脓肿),牙齿易脱落。感知味道的味蕾数量减少,对咸味变得迟钝。如果忽视口腔护理的话,可引发呼吸道感染。

主要疾病 牙周病、味觉障碍

循环系统

由于心脏的肥大和心肌的衰弱,输送血液的功能变弱。血管变硬变脆,血管内侧变厚、钙化。

主要疾病 心律失常、缺血性心脏病(如心绞痛、心肌梗死)、心脏瓣膜病、心力衰竭、高血压病、动脉硬化病、大动脉瘤、静脉曲张、闭塞性动脉硬化症、急性动脉栓塞、白血病

运动系统(骨头·关节·肌肉)

【骨头】骨骼内的钙减少,造成骨质疏松。因此,跌倒时容易骨折。

主要疾病 骨质疏松症、骨折

【关节】使关节活动顺畅的软骨退化,关节活动变得困难,发生疼痛。

主要疾病 关节炎(尤其是女性)、椎间盘突出症、脊椎管狭窄症

【肌肉】肌肉萎缩。

主要疾病 牵引痛

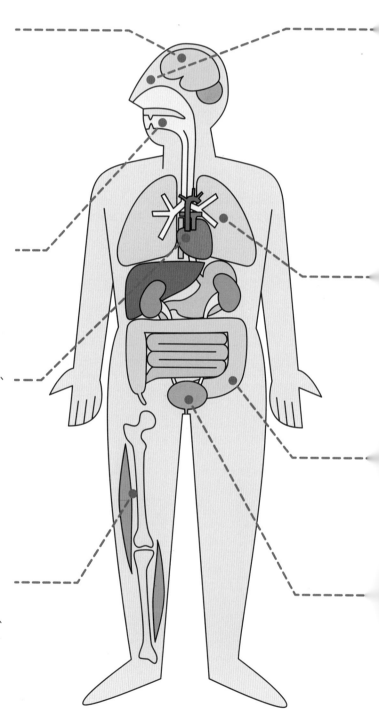

感官系统（视觉·听觉·嗅觉）

【视觉】由于泪腺的退化，眼睛前面的角膜变得浑浊。由于虹膜的退化，调节光量的能力下降，光线昏暗时会视物不清。

主要疾病 老花眼、白内障、青光眼

【听觉】由于听神经衰退，高音也听不清。

主要疾病 耳聋、耳鸣

【嗅觉】鼻黏膜衰退，容易引发炎症。虽然不及视觉和听觉那么明显，但嗅觉也会有不同程度的衰退。老年认知障碍从早期开始嗅觉就会下降。

主要疾病 嗅觉障碍

呼吸系统

控制咳嗽的神经和肌肉的功能减弱，很难排出痰液。扁桃体收缩，免疫功能下降。虽然感染病毒后较少出现咳嗽、咳痰、发烧等肺炎的典型症状，但容易转为重症。异物进入肺部造成的误吸性肺炎比较多见。

主要疾病 肺炎（特别是误吸性肺炎）、支气管炎、慢性阻塞性肺病

消化系统

唾液、胃液、胆汁、胰液等分泌量减少，胃肠蠕动减弱，消化能力减弱。随着肝脏功能的衰退，营养素的吸收、酒精和药物的代谢都会受到不良影响。

主要疾病 胃溃疡、胃炎、消化道肿瘤、肠梗阻、便秘、腹泻、肝硬化、胆石症

泌尿系统

肾脏功能低下会导致尿频、手脚浮肿，出现药物副作用等。女性支撑膀胱的骨盆底肌肉松弛，容易漏尿。男性前列腺增生，会引起小便困难。

主要疾病 夜间尿频、尿路结石症、肾功能不全、前列腺增生症、盆腔器官脱垂

老年人尿失禁

老年人可能由于①尿道括约肌等肌肉松弛、②脑血管障碍、③前列腺增生症（男性）、④老年认知障碍等，发生尿失禁。另外，因行走困难来不及上厕所，或因利尿药和降压药等药物的副作用，也可能导致尿失禁。

尿失禁是给老年人造成不安的常见原因之一。阴部的污垢如果不及时清洁，不仅令人不舒服，也是造成褥疮的根源。

种类	状态
腹压性尿失禁	咳嗽、打喷嚏、突然起立时，因腹压增高而造成漏尿。 **主要原因** 包括尿道括约肌在内的骨盆底肌肉松弛
迫切性尿失禁	突发尿意，常表现为尿频。 **主要原因** 脑血管障碍、脑肿瘤、尿路感染
溢流性尿失禁	膀胱的收缩力下降，尿液积存过多而溢出。多伴有排尿障碍。 **主要原因** 前列腺增生症、糖尿病性神经障碍
功能性尿失禁	来不及上厕所或不能在厕所排尿而引起的尿失禁。排尿功能正常。 **主要原因** 走路困难、四肢瘫痪等身体活动功能低下，老年认知障碍
反射性尿失禁	没有尿意，单纯性尿漏。 **主要原因** 脊髓损伤

照护要点 **POINT**

● 排泄照护既要维护受照护者的自尊，还要细致入微。

● 为鼓励老年人自理，要避免轻易使用纸尿裤。

PART
6

● 老年人的常见疾病

高血压病

据统计，65 岁以上的人中约有六成患有高血压病。老年人的收缩期血压（高压）增高，与舒张期血压（低压）的差（脉压差）增加，是引起脑卒中、心肌梗死的危险因素。

忽视头痛、头晕、肩酸、烦躁、心悸等高血压病的症状，未及时进行干预，易导致病情恶化。高血压病合并糖尿病、血脂异常等情况的人也不在少数。

血压的正常值是

- 收缩期血压小于 140mmHg
- 舒张期血压小于 90mmHg

■ 老年人高血压的注意事项

- 收缩期血压上升和脉压差增大，是诱发脑卒中、心肌梗死的重要原因。

- 如果因为无症状就置之不理的话，会导致大脑、心脏、肾脏等重要器官出现功能性或器质性损伤。

- 容易合并糖尿病、高脂血症、慢性阻塞性肺病等疾病。

- 平时血压就高的人，突然降压会引发身体不适，应该逐渐降压。

照护要点　POINT

- 改善生活习惯很重要。
  ❶ 控制高盐饮食
  ❷ 适度运动
  ❸ 减轻心理压力
- 每天在同一时间段测量血压。测量前30分钟不要喝咖啡和茶。

心脏病

老年人如果向心脏肌肉输送血液的冠状动脉变硬变细，会导致供血不足，引发缺血性心脏病。

缺血性心脏病可发生"心绞痛"或"心肌梗死"。后者血栓完全堵塞血管，疼痛比心绞痛更剧烈且持续时间长。

治疗心绞痛时，可以使用扩张冠状动脉的硝酸甘油制剂。治疗心肌梗死有溶解血栓的药物疗法、通过安装支架扩张血管的介入疗法、冠状动脉搭桥术等治疗方法。

此外，脉搏紊乱的"心律不齐"和心脏瓣膜出现异常的"心脏瓣膜病"也是老年人常见的疾病。

■ 心脏和冠状动脉

如果向心脏肌肉输送血液的冠状动脉堵塞，就会引发心绞痛或心肌梗死。

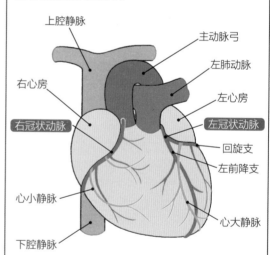

上腔静脉
主动脉弓
左肺动脉
右心房
左心房
右冠状动脉
左冠状动脉
回旋支
左前降支
心小静脉
心大静脉
下腔静脉

照护要点　POINT

老年人忌长时间泡热水澡，以免增加心脏负担；忌酒后泡澡，以免引发急性心力衰竭。

糖尿病

随着年龄的增长，胰岛素的分泌和作用减退，很多老年人容易患上糖尿病。糖尿病不仅会引发"糖尿病性视网膜病""糖尿病性神经障碍""糖尿病性肾病"三大并发症，也是导致老年认知障碍、抑郁症、骨折和日常生活能力降低的危险因素之一。

在高龄糖尿病患者中，合并糖尿病性视网膜病变的例子很多，因此失去视力的情况也不少。

老年人只要符合以下任一项，就可以判断为糖尿病。

❶空腹时血糖值超过 7.0mmol/L
❷75g 口服葡萄糖耐量试验（OGTT）血糖值超过 10.0mmol/L（糖负荷后 2 小时）
❸血液中的糖化血红蛋白（HbA1c）值达到 7.0% 以上

■ 糖尿病的特征

分类	1型糖尿病 胰岛素供给异常导致的胰岛素依赖型 2型糖尿病 胰岛素消耗异常导致的非胰岛素依赖型 ※ 约90% 的糖尿病患者所患为 2 型糖尿病
致病因素	生活习惯紊乱，遗传
病态	持续性高血糖、糖耐力低下、蛋白质和脂质代谢异常等
主要症状	口渴、多饮、多尿、体重减轻、昏睡（重病状态）
并发症	糖尿病性视网膜病、糖尿病性神经障碍、糖尿病性肾病
治疗方法	控制饮食，适度运动，注射胰岛素或服用降糖药物

照护要点 POINT

糖尿病患者在进行饮食疗法和运动疗法的同时，要严格按照医生的指示用药，控制血糖值。

骨关节病

骨质疏松症是造成骨关节疼痛的原因之一。骨质疏松症是由于骨量减少而骨头变脆。特别是女性在绝经后，骨质疏松症的发生率明显增加。骨质疏松症不仅会导致骨折，还会引起背部和腰部疼痛。

退化性关节病和退化性脊椎病（→下图）也是老年人常见的疾病。退化性关节病是关节软骨磨损严重，导致对关节的磨损增大，从而发生关节疼痛和肿胀。老年人的膝盖疼痛大部分是由退化性关节病引起的。

■ 退化性脊椎病

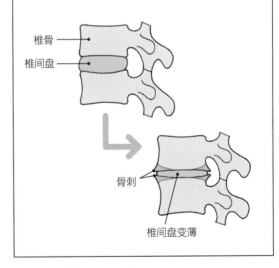

椎间盘变薄，椎骨磨损，椎骨边缘出现骨刺，压迫神经，出现疼痛和麻木等症状。

椎骨
椎间盘

骨刺

椎间盘变薄

照护要点 POINT

●骨质疏松症患者需要摄取富含钙和蛋白质的食物，进行适度运动和药物治疗。
●日晒能够有助于人体合成维生素D，促进骨骼吸收钙，所以建议多晒太阳。

脑卒中

脑卒中是脑血管障碍的总称。如果脑血管发生异常，中枢神经会受损，即使保住性命，也会留下偏瘫、语言障碍等后遗症。脑卒中分为血管破裂出血的"脑出血"和血管堵塞的"脑梗死"(→下图)。另外，多发性脑梗死和大脑萎缩是造成老年认知障碍的主要原因。

照护要点 POINT

● 若家中老人发生脑卒中后，应将其头部偏向一侧，保持平卧状态，同时呼叫救护车。

肺炎(误吸性肺炎)

导致老年人死亡的原因中排在第一位的是肺炎。

特别需要注意的是，含有细菌的唾液或食物进入气管，导致肺部发炎的误吸性肺炎。

对于老年人而言，可以将异物弹出气管外的"呛"的反射变得迟钝，即使没有吞咽障碍也容易发生误吸性肺炎。

照护要点 POINT

● 饭后刷牙或漱口，治疗牙病，及时补充水分。
● 不要长期卧床，这一点很重要。

■ 脑卒中的分类　老年人脑卒中发病中脑梗死约占2/3。

	种类			主要症状
脑出血	**脑内出血** 指非外伤性脑实质内血管破裂，造成出血。高血压病、脑血管畸形是导致其发病的主要危险因素。	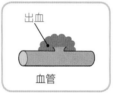		● 脸的一侧或半身麻痹 ● 口齿不清或失语 ● 脚步不稳 ● 看东西有重影，或单侧眼睛看不见
	蛛网膜下腔出血 蛛网膜下腔是软脑膜和蛛网膜之间的密闭腔隙。蛛网膜下腔出血是指各种原因(如动脉瘤破裂)导致血液流入蛛网膜下腔。老年人因动脉硬化而产生动脉瘤的情况非常常见。	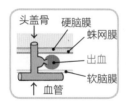	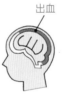	● 突然剧烈的头痛 ● 呕吐 ● 肢体痉挛 ● 意识障碍
脑梗死	**脑血栓形成** 由于动脉硬化，大脑的动脉内腔变窄，血液黏稠度增高，血流缓慢，形成血块堵塞血管，导致大脑的一部分坏死。高血压病、糖尿病、高脂血症等是导致其发生的危险因素。	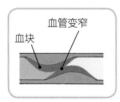		● 脸的一侧或半身麻痹 ● 口齿不清或失语 ● 脚步不稳 ● 看东西有重影，或单侧眼睛看不见 ● 眩晕
	脑栓塞 血液中的各种栓子(如心脏内的附壁血栓、动脉粥样硬化的斑块等脱落)随血流进入脑动脉，阻塞血管，引起该动脉供血区的脑组织发生缺血性坏死。	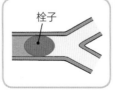		● 突然出现与脑血栓相同的症状 ● 肢体痉挛 ● 癫痫(特有的后遗症)

眼病

老年人特别需要注意的眼病有3种：一种是调节能力下降导致看不清近处物体的"老花眼"；一种是水晶体变白、变浑浊导致视力下降的"白内障"；一种是视神经障碍导致视野缺损的"青光眼"（→下图）。

对于老花眼，可佩戴老花镜进行调节；对于白内障，可通过手术将晶状体置换为人工晶状体，即可提升视力。

对于青光眼，虽然可以通过药物控制病情的发展，但是失去的视野无法恢复，如果放任不管的话就会失明。

■ 眼睛结构与老年人常见眼病

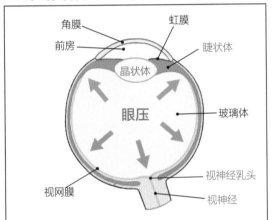

老年人眼睛的各种功能衰退，导致视力下降，对黑暗的适应也变得迟钝。

老花眼 晶状体变硬，不能通过睫状体调节，看不清近处的东西。
白内障 由于构成晶状体的蛋白质发生变化，晶状体变白、变浑浊。
青光眼 眼压上升等原因使视神经受到压迫，视神经乳头的凹陷扩大，导致视野缺损，局部失明。

照护要点 POINT
● 老年人较难适应黑暗，所以要尽早打开室内灯。
● 老年人在紫外线强烈的时间段外出，应戴太阳镜保护眼睛。

帕金森病

帕金森病是由于大脑神经遗传物质多巴胺不足引起的神经退行性疾病。原因不明，50岁以上的人发病概率较高。

主要症状（→下图）：手脚颤抖、肌肉僵硬、动作迟钝、姿势保持和行走障碍。

帕金森病是导致卧床不起和老年认知障碍的重要原因之一，如果放任不管，病情肯定会恶化。坚持治疗是很重要的。

■ 帕金森病的4大特征

手脚颤抖	肌肉僵硬

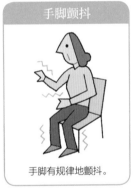

手脚有规律地颤抖。

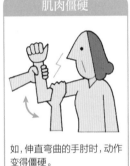

如，伸直弯曲的手肘时，动作变得僵硬。

动作迟钝	姿势保持和行走障碍

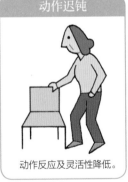

动作反应及灵活性降低。

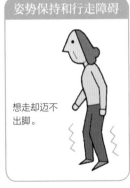

想走却迈不出脚。

照护要点 POINT
● 在日常生活中注意观察手脚是否颤抖。
● 接受适当的治疗，控制病情的发展。

PART
6

● 老年人常见的疾病

2 关于脱水

老年人由于体内水分减少，所以容易经常处于脱水的状态。
脱水，如果放任不管，可能危及生命。

1 脱水

水分是人体调节体温、输送营养素和氧气、排泄废物等生命活动不可缺少的物质。体内的水分会通过排尿、出汗等形式排出体外。健康的成年人每天会流失约 2.5 L（老年人约为 2L）的水分，因此应通过饮食等补充等量的水分，从而保持体内的水分恒定（→第 183 页）。

老年人体内储存水分的肌肉萎缩，肾功能下降使尿量增加，因此体内常水分不足，容易发生脱水（→下图）。

☞ 要掌握老年人每天应摄取多少水分。

2 脱水症状

人体脱水无明显自觉症状，初期很难发现。如果老年人活动量减少。没有精神，行动迟缓，要警惕发生脱水。如果出现低烧、嗳气或呕吐、腋下皮肤干燥，就可以判断为脱水。放任不管的话，2～3 天后会出现意识障碍，进一步发展会陷入昏迷状态（→第183 页）

☞ 老年人每次喝的水量不多。要勤喝水，预防脱水。

■ 老年人脱水的原因

老年人由于水分储存量减少、排泄量增大、补充量减少，容易发生脱水。

水分排泄量 ⬆ 增加

肾功能下降导致的尿量增加

服用利尿剂引起的尿量增加

水分补充量 ⬇ 减少

感觉不到口渴

担心上厕所限制水分摄入

营养素分解时产生的代谢水量减少

饮食量减少

脱水

水分储存量 ⬇ 减少

储存水分的肌肉发生萎缩

3 | 脱水的处置方法

如果老年人有能力自己补充水分，可以少量喝水、茶、运动饮料、口服补液盐等。不要喝得太急，以免造成呛食或误吸。如果无法从口中补充水分，就需要马上去医院输液。

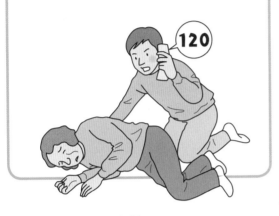

■ 水分收支平衡

健康的人，体内的水分补给量和排泄量是平衡的。

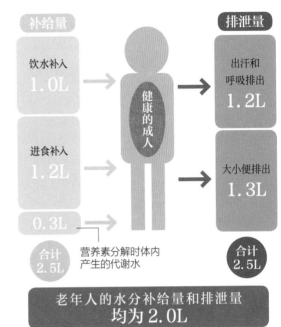

补给量		排泄量
饮水补入 1.0L	→ 健康的成人 →	出汗和呼吸排出 1.2L
进食补入 1.2L	→	大小便排出 1.3L
0.3L	→（营养素分解时体内产生的代谢水）	
合计 2.5L		合计 2.5L

老年人的水分补给量和排泄量
均为 2.0L

■ 脱水出现的症状

脱水处理不及时会引发更加严重的并发症。

精神萎靡倦怠无力	→	嗜睡	→	出现重度意识障碍和精神症状	→	陷入昏迷状态，失去反应，危及生命
恶心、呕吐				神志失常		
尿量减少				胡言乱语		
发烧（低烧）				幻觉		
皮肤干燥				幻听		

引起并发症

肺炎、脑梗死、心肌梗死等

→第160页

照护要点 POINT
人体如果发生脱水，体液中的盐分会丢失，所以在补充水分的同时也要有效地补充盐分，可以利用口服补液盐*。

PART **6** ● 关于脱水

＊口服补液盐（英文简称ORS）：能迅速补充体内所需水分和盐分的制品。

3 认识"老年认知障碍"

相关资料显示,日本每10名65岁以上的老人中就有1人患有老年认知障碍,并且患病人数还在逐年增加。
对老年认知障碍患者照护的重点是,对患者出现的问题行为(行为症状)和心理障碍采取相应的干预措施。

1 何谓老年认知障碍

老年认知障碍是人体大脑病变等原因导致认知功能下降,使日常生活发生障碍的一系列状态的总称。由于老年认知障碍患者的理解、分析、判断等认知功能无法正常发挥作用,因此对于诸如"这里是哪里""为什么会在这里""应该怎么做"等问题往往会陷入思维混乱,导致不安,并表现在行动上。

2 老年认知障碍的主要类型

老年认知障碍中最常见的是阿尔茨海默病,约占老年认知障碍的 50%,是脑部病理性老年斑导致的脑萎缩引起的认知障碍。

此外,脑梗死等脑血管障碍引起的认知障碍(血管性认知障碍)也较为常见。

如果被怀疑患有老年认知障碍,一定要接受专科医生的诊治。

■ 老年认知障碍的发病征兆

出现下列征兆时一定要去咨询专科医生。

- **记不住新事物**
  如,记不起刚发生的对话内容和刚去过的地方。

- **对日期、星期几等时间的认知变得模糊**
  如,忘记和别人的约会时间。

- **方向感变迟钝**
  如,不会变更车道,或记不得约会的地点。

- **忘记熟悉的步骤**
  如,忘记做菜的步骤,做出奇怪的味道。

- **活动热情低下**
  如,和以前相比,极端不愿出门。

- **着衣混乱**
  如,系错扣子,反穿衣服。

- **重复购买同样的东西**

- **态度卑微**

- **体重减少**

■ 老年认知障碍的主要症状

虽然核心症状难以改善,但可以期待行为和心理症状的改善。

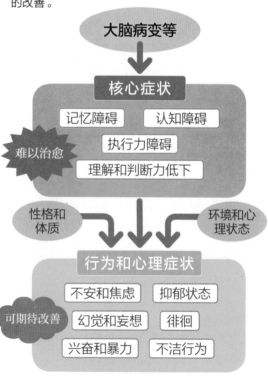

老年认知障碍

3 老年认知障碍的主要症状

老年认知障碍的主要症状分为"核心症状"和"行为和心理症状"（→第 184 页）。核心症状是由于大脑病变直接引起的认知功能障碍，包括执行力障碍、理解和判断力低下等。

另外，行动和心理症状是指患者所处的环境或患者的心理、性格、体质等因素与核心症状相结合而出现的各种障碍。如，暴力、不洁等问题行为和抑郁、妄想等精神症状。

对老年认知障碍的医学研究，主要是如何抑制其核心病因——大脑的病变，但日常生活中有助改善行为和心理症状的照护也很重要。

■ 老年认知障碍的表现分类

老年认知障碍的表现多种多样，有的是各种类型相互重叠。

类型	说明
矛盾型	与混乱和不安作斗争的类型。受到抑制就会兴奋起来；孤独感很强；可以出现将异物放入口中的异食行为和喜欢收集物品的行为，有时还会出现摆弄大便的弄便现象。
游离型	因为混乱和不安而放弃现实的类型。对周围的事物缺乏兴趣和关心；整天发呆，没有表情，也没有动作；帮助其吃饭很困难；对是否要洗澡和换衣服毫不在意。
回归型	为了从混乱和不安中逃脱出来，渴望回到过去辉煌的"旧时代"的类型。女性会表现为"又回到少女时代"。
身体不适型	因水分不足或便秘等原因引起问题行为的类型。一到晚上就兴奋，徘徊不定，大声喊叫。
环境不适应型	无法适应新环境的类型。拒绝照护人员的日托服务，采取粗暴的对抗行为。此类型在高学历男性中比较多见。
智力衰退型	出现明显的认知功能障碍的类型。有时因为搞不清地点而迷路，有时连上厕所都犹豫不决。

照护要点 POINT

● 照护重点是努力改善老年认知障碍患者的"行为和心理症状"。从"补充水分""饮食""运动""解决便秘"等入手，调整患者的身体状况和生活节奏。
● 根据患者的心情，遵守"不指责""不强制""不制止"这3个原则。
● 切记，不要一个人勉强承担全部照护工作，要积极借助社会养老机构的服务等。

图书在版编目（CIP）数据

图解家庭照护与康复指南 / (日) 桥本正明主编；
郭曙光译 . — 青岛：青岛出版社，2022.8
ISBN 978-7-5736-0403-3

Ⅰ . ①图… Ⅱ . ①桥… ②郭… Ⅲ . ①家庭—护理—
图解 Ⅳ . ① R47-64

中国版本图书馆 CIP 数据核字 (2022) 第 133365 号

山东省版权局著作权合同登记号 图字：15-2020-382 号

TUJIE JIATING ZHAOHU YU KANGFU ZHINAN

书　　名	图解家庭照护与康复指南
主　　编	［日］桥本正明
译　　者	郭曙光
出版发行	青岛出版社
社　　址	青岛市崂山区海尔路 182 号（266061）
本社网址	http://www.qdpub.com
邮购电话	0532-68068091
责任编辑	傅　刚　张　岩　E-mail：qdpubjk@163.com
特约编辑	张学彬
特约审稿	李　彬
封面设计	祝玉华
照　　排	光合时代
印　　刷	青岛双星华信印刷有限公司
出版日期	2022 年 8 月第 1 版　2022 年 8 月第 1 次印刷
开　　本	16 开（787mm × 1092mm）
印　　张	12
字　　数	150 千
书　　号	ISBN 978-7-5736-0403-3
定　　价	68.00 元

编校质量、盗版监督服务电话　4006532017　0532-68068050
建议上架类别：健康生活